国家卫生和计划生育委员会"十二五"规划教材
全国高等医药教材建设研究会"十二五"规划教材
全国高职高专院校教材

供医学影像技术专业用

影像电子学基础实训与学习指导

主　编　曹家龙　袁安东

副主编　陈建方　陈洪斌

编　者　(以姓氏笔画为序)
　　　　刘太刚（新乡医学院）
　　　　孙利娟（江西医学高等专科学校）
　　　　沈启斌（浙江医学高等专科学校）
　　　　陈建方（蚌埠医学院）
　　　　陈洪斌（吉林医药学院）
　　　　杨德武（北京卫生职业学院）
　　　　林一苏（福建卫生职业技术学院）
　　　　袁安东（山东医学高等专科学校）
　　　　曹家龙（福建卫生职业技术学院）
　　　　鲁　雯（泰山医学院）

U0322630

人民卫生出版社

图书在版编目（CIP）数据

影像电子学基础实训与学习指导/曹家龙,袁安东主编.
—北京:人民卫生出版社,2014
ISBN 978-7-117-19425-9

I.①影… Ⅱ.①曹…②袁… Ⅲ.①影像诊断-医用电子学-
医学院校-教学参考资料 Ⅳ.①R445

中国版本图书馆 CIP 数据核字（2014）第 178251 号

人卫社官网　**www. pmph. com** 人卫医学网　**www. ipmph. com**	出版物查询，在线购书 医学考试辅导，医学数 据库服务，医学教育资 源，大众健康资讯

版权所有，侵权必究!

影像电子学基础实训与学习指导

主　　编：曹家龙　袁安东
出版发行：人民卫生出版社（中继线 010-59780011）
地　　址：北京市朝阳区潘家园南里 19 号
邮　　编：100021
E - mail：pmph @ pmph. com
购书热线：010-59787592　010-59787584　010-65264830
印　　刷：北京机工印刷厂
经　　销：新华书店
开　　本：787 × 1092　1/16　印张：7
字　　数：170 千字
版　　次：2014 年 9 月第 1 版　2020 年 11 月第 1 版第 5 次印刷
标准书号：ISBN 978-7-117-19425-9/R · 19426
定　　价：18.00 元

打击盗版举报电话：010-59787491　E-mail：WQ @ pmph. com
（凡属印装质量问题请与本社市场营销中心联系退换）

前　　言

　　《影像电子学基础》是医学影像技术及相关专业重要的专业基础课。《影像电子学基础学习指导书》是该书的配套用书。编写的目的是为学生和自学者学习该课程提供指导和帮助,并为教师教学时作为参考。本书的编写章节顺序与《影像电子学基础》(第3版)相同。各章内容安排了学习目标、重要知识点、习题解答和知识拓展四个部分。

　　学习目标　分掌握、熟悉和了解三个层次,是对学生学习各章内容提出的要求。掌握和熟悉的内容是重点,其余内容属一般了解。

　　重要知识点　总结并精练各章主要知识要点,包括基本概念、主要定律和定理、重要推论、电路基本分析方法和解题步骤等。帮助学生奠定扎实的理论基础,明确各章应重点掌握的内容、基本技能及学习中可能存在的难点问题。

　　习题解答　对教材每章的各类习题进行逐一解答,开拓学生的解题思路,帮助学生掌握习题的解题方法和技巧,做到触类旁通,提高学生分析问题和解决问题的能力。规范学生的解题步骤,做到步骤清楚、绘图标准、书写整洁、计算准确。使学生更好地理解、掌握和巩固课程内容的重点知识。部分章节补充了适量的习题,并附以主要答案,便于学生的自主学习。

　　知识拓展　补充了一些重点内容的相关知识和一些难点问题简单实用的分析方法,如最大功率传输、时间继电器、结型场效应管、三极管放大电路三种基本组态的比较、测量放大器、三相桥式整流电路的电路组成、全加器、集成同步十进制加法计数器、计数器的级联等,以拓宽学生的知识面和分析、解决问题的思路。部分章节介绍了几位本领域的科学家,使学生在学习专业知识的同时也感受到专业人文气息的熏陶。

　　全书十章内容,其中:山东医学高等专科学校袁安东编写第一章;江西医学高等专科学校孙利娟编写第二章;蚌埠医学院陈建方编写第三章;浙江医学高等专科学校沈启斌编写第四章;福建卫生职业技术学院林一苏编写第五章;吉林医药学院陈洪斌编写第六章;泰山医学院鲁雯编写第七章;福建卫生职业技术学院曹家龙编写第八章前三节;新乡医学院刘太刚编写第八章第四节、第九章;北京卫生职业学院杨德武编写第十章。蚌埠医学院陈建方负责第二章、第四章和第五章的审稿;山东医学高等专科学校袁安东负责第八章、第九章和第十章的审稿;福建卫生职业技术学院曹家龙负责第一章、第三章、第六章和第七章的审稿。

　　编写过程中,得到参编单位的大力支持,在此表示诚挚的感谢。

　　由于编者人员及水平有限,书中难免存在不妥之处,恳请读者给予指正。

编者

2014 年 5 月

目　　录

第一章

直 流 电 路

一、学 习 目 标

1. 掌握内容

(1)电路的组成和作用。

(2)理想化元件的特征及电路模型定义。

(3)电流、电压和功率的定义。

(4)参考方向和关联参考方向的定义。

(5)欧姆定律的定义及其应用。

(6)基尔霍夫定律的定义及其应用。

(7)叠加定理的定义及其应用。

(8)戴维南定理的定义及其应用。

(9)电路参考点的意义及电位的计算方法。

2. 熟悉内容

(1)负载与电源的判别方法。

(2)电阻元件的串并联特点及其等效变换方法。

(3)电压源和电流源的特点及其相互等效变换方法。

(4)电容器的串并联特点及其等效变换方法。

(5)电容器充放电过程和时间常数的意义。

3. 了解内容

(1)受控电源的特点及其分类。

(2)电容器充放电过程中电流、电压的计算。

二、重要知识点

1. 电路由电源、负载和中间环节三个部分组成,其作用:①实现电能的输送和转换;②实现信号的传递和处理。

2. 将实际电路元件理想化,在一定条件下突出其主要特性,忽略次要因素,把实际电路元件按其主要特性抽象为理想电路元件。

3. 电路模型是由理想元件构成与实际电路具有相同电磁性质的电路。通常电路的分析是针对电路模型进行的。

4. 单位时间内通过导体某一横截面的电荷量称为电流强度,简称电流。其大小为 $I = \dfrac{Q}{t}$,方向规定为正电荷移动的方向。

5. 单位正电荷 q 从 a 点移到 b 点电场力所做的功称为 a、b 两点间的电压。其大小为 $U_{ab} = \dfrac{W_{ab}}{q}$,电压降的方向规定为电压的方向。

6. 为方便分析电路,预先为电流、电压假定的方向称为参考方向。若将电流和电压的参考方向选为一致,称为关联参考方向。电流、电压为代数量,由正负表示方向。电流、电压的计算结果为正值,则表示参考方向与实际方向相同;若计算结果为负值,则表示参考方向与实际方向相反。因此,只有标明电流、电压的参考方向,计算结果才有意义。

7. 单位时间内电源产生或负载吸收的电能叫做电功率,简称功率。若支路(或元件)上的电流、电压为关联参考方向时,则功率为

$$P = IU \tag{1-1}$$

如果支路(或元件)上的电流、电压为非关联参考方向,则功率为

$$P = -IU \tag{1-2}$$

不论电流、电压是否关联参考方向,若功率的计算结果 $P > 0$,则表示元件吸收功率,是负载;如果计算结果 $P < 0$,表示元件产生功率,是电源。

8. 流过电阻的电流与其两端电压成正比,这就是欧姆定律。如果电流 I 与电压 U 为关联参考方向,其表达式为

$$I = \frac{U}{R} \tag{1-3}$$

如果 I 与 U 为非关联参考方向,其表达式为

$$I = -\frac{U}{R} \tag{1-4}$$

应用欧姆定律时应注意:其表达式中有两套正负号,一是根据电压和电流的参考方向得出的;二是电压和电流的数值本身还有正值和负值之分。遵循欧姆定律的电阻称为线性电阻,线性电阻的伏安特性是一条通过坐标原点的直线。

9. 基尔霍夫电流定律(KCL)阐明了电路中任一节点上各支路电流之间的约束关系。其内容为:在任一时刻,流入某一节点的电流之和恒等于流出该节点的电流之和,即

$$\sum I_{入} = \sum I_{出} \tag{1-5}$$

该定律也可描述为:在任一时刻,汇集于任一节点的电流的代数和等于零,即

$$\sum I = 0 \tag{1-6}$$

KCL 不仅适用于节点,也可推广应用于一个虚拟的封闭面。

10. 基尔霍夫电压定律(KVL)阐明了电路中任一闭合回路各段电压之间的约束关系。其内容为:在任一时刻,沿任一闭合回路绕行一周,回路中各段电压降的代数和恒等于零,即

$$\sum U = 0 \tag{1-7}$$

KVL 也可描述为:沿回路绕行一周,回路中所有电动势的代数和等于所有电阻上电压降的代数和,即

$$\sum E = \sum(IR) \tag{1-8}$$

电动势和电压降的正负号可以这样确定:凡电动势的参考方向与回路绕行方向一致者

取正号,反之取负号;凡电流的参考方向与回路绕行方向一致者,IR 取正号,反之 IR 取负号。

KVL 不仅适合于闭合回路,也可推广应用于不闭合的虚拟回路。

11. 电阻串联的特征是各电阻中通过同一电流,其等效电阻等于各电阻之和,各电阻上的电压与其阻值成正比。两个电阻串联的分压公式为

$$\left.\begin{aligned} U_1 &= R_1 I = \frac{R_1}{R_1 + R_2}U \\ U_2 &= R_2 I = \frac{R_2}{R_1 + R_2}U \end{aligned}\right\} \tag{1-9}$$

电阻并联的特征是各电阻两端电压相同,其等效电阻的倒数等于各电阻的倒数之和,各电阻分得的电流与其阻值成反比。两个电阻并联的分流公式为

$$\left.\begin{aligned} I_1 &= \frac{U}{R_1} = \frac{R_2}{R_1 + R_2}I \\ I_2 &= \frac{U}{R_2} = \frac{R_1}{R_1 + R_2}I \end{aligned}\right\} \tag{1-10}$$

12. 电源电动势 E 和内阻 R_o 相串联的电路模型称为电压源,如图 1-1(a)所示。

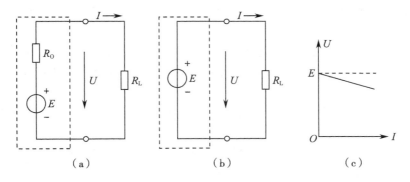

图 1-1　电压源和理想电压源电路

当 $R_\mathrm{o} = 0$ 时,输出电压 $U = E$,这样的电压源称为理想电压源或叫做恒压源,如图 1-1(b)。理想电压源的特点:输出电压恒定、输出电流可取任意值,由负载电阻 R_L 决定。电压源的伏安特性如图 1-1(c)所示。

13. 恒定电流 I_S 和内阻 R_S 相并联的电路模型称为电流源,如图 1-2(a)所示。

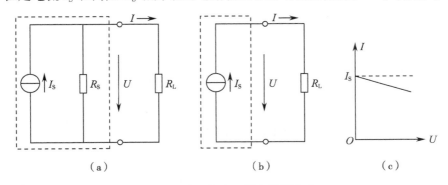

图 1-2　电流源和理想电流源电路

当 $R_{\mathrm{S}} \to \infty$ 时,输出电流 $I = I_{\mathrm{S}}$,这样的电流源称为理想电流源或叫做恒流源,如图 1-2(b)所示。理想电流源的特点:输出电流恒定、输出电压可取任意值,由负载电阻 R_{L} 决定。电流源的伏安特性如图 1-2(c)所示。

14. 电压源和电流源都是实际电源的电路模型,两种实际电源之间可以互相等效变换,等效变换的条件为

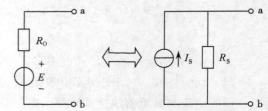

$$\left.\begin{array}{l} I_{\mathrm{S}} = \dfrac{E}{R_{\mathrm{o}}} \quad \text{或} \quad E = I_{\mathrm{S}} R_{\mathrm{S}} \\[2mm] R_{\mathrm{o}} = R_{\mathrm{S}} \end{array}\right\} \qquad (1\text{-}11)$$

电压源和电流源的等效变换如图 1-3 所示。由电压源变换成电流源,$I_{\mathrm{S}} = E/R_{\mathrm{o}}$,$R_{\mathrm{o}}$ 改为与 I_{S} 并联,I_{S} 的方向与 E 的方向相同;由电流源变换成电压源,$E = I_{\mathrm{S}} R_{\mathrm{S}}$,$R_{\mathrm{S}}$ 改为与 E 串联,E 的方向与 I_{S} 的方向相同。

图 1-3　电压源和电流源的等效变换

实际电压源与电流源的相互等效变换只对外电路而言,对内部电路是不能等效的;理想电压源与理想电流源不能相互等效变换。

15. 受控电源有四种类型:电压控制电压源、电流控制电压源、电压控制电流源、电流控制电流源。

16. 叠加定理可表述为:在多电源的线性电路中,任何一条支路中的电流或电压都可以看成是由电路中每一个电源(电压源或电流源)单独作用时,在此支路中产生的电流或电压的代数和。

所谓每一个电源单独作用,就是假设其余电源为零,即电压源短路,电流源开路,但其内阻保留。

在单一电源电路中选定电压和电流的参考方向,若该电路的参考方向与原电路的参考方向一致,则叠加时取" + "号,反之取" – "号。叠加定理只适用于线性电路中电压或电流的计算。

17. 戴维南定理指出:任何一个有源二端线性网络都可以用一个电动势为 E 的理想电压源和一个内阻 R_{o} 相串联的等效电源来替代,如图 1-4 所示。

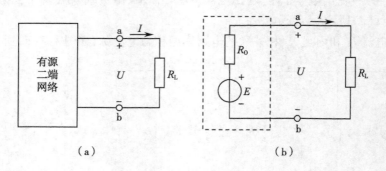

（a）　　　　　　　　　　　（b）

图 1-4　戴维南等效电路

等效电源的求法:电动势 E 等于该有源二端网络的开路电压,即 a、b 两端的开路电压 U_{ab},如图 1-5(a);内阻 R_{o} 等于该有源二端网络中全部电源为零后的无源二端网络 a、b 两端

的等效电阻 R_{ab}，如图 1-5(b)所示。

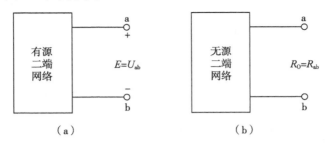

图 1-5 等效电源求法

18. 在电路中任选一点作为零电位点，即参考点，用符号"⊥"表示。计算电路中某点的电位，就是计算该点到参考点之间的电压。如果计算结果为正值，则表明该点电位比参考点高；若计算结果为负值，则表明该点电位比参考点低。电路中电位的高低与参考点的选择有关；电路中任意两点间的电压与参考点的选择无关。

电路中两点间的电压等于该两点电位之差，所以电压又叫电位差。如，电路中 a、b 两点间的电压为

$$U_{ab} = V_a - V_b \tag{1-12}$$

19. 电容串联其等效电容量减小。对于 n 个电容器串联，其等效电容量 C 的倒数等于各电容的倒数之和，即

$$\frac{1}{C} = \frac{1}{C_1} + \frac{1}{C_2} + \cdots + \frac{1}{C_n} \tag{1-13}$$

电容串联后总电压等于各电容器的分压之和，耐压值提高。如，两个电容器串联后总电压 $U = U_1 + U_2$，其分压公式为

$$\left.\begin{array}{l} U_1 = \dfrac{Q}{C_1} = \dfrac{C}{C_1} U \\[3mm] U_2 = \dfrac{Q}{C_2} = \dfrac{C}{C_2} U \end{array}\right\} \tag{1-14}$$

电容并联其等效电容量等于各电容器的电容量之和，如两个电容器并联后总电容量 $C = C_1 + C_2$，耐压值等于其中耐压值最小的电容的耐压值。

20. 在 RC 充电过程中电容器两端电压 u_c 随时间 t 按指数规律上升，而充电电流 i_c 随时间按指数规律下降，即

$$u_c = U(1 - e^{-\frac{t}{RC}}) \tag{1-15}$$

$$i_c = \frac{U}{R} e^{-\frac{t}{RC}} \tag{1-16}$$

在 RC 放电过程中，u_c 和 i_c 随时间 t 按指数规律下降，即

$$u_c = U e^{-\frac{t}{RC}} \tag{1-17}$$

$$i_c = -\frac{U}{R} e^{-\frac{t}{RC}} \tag{1-18}$$

21. 电阻 R 与电容 C 的乘积称为 RC 充放电的时间常数，即

$$\tau = RC \tag{1-19}$$

式(1-19)表明:τ 越小,充放电过程越快;τ 越大,充放电过程越慢。通常认为电容充放电时间为$(4\sim5)\tau$。

电容器在电路中有"隔直流、通交流"的作用。

三、习题一解答

1-1 电路通常是由( )、( )和( )三部分组成。

答:电源;负载;中间环节。

1-2 基尔霍夫电流定律阐明了电路中任一节点各支路( )之间的关系;在任一时刻,( )节点的电流之和恒等于( )该节点的电流之和。

答:电流;流入;流出。

1-3 对于一个有 n 个节点和 m 条支路的电路,共有( )个独立的节点电流方程和( )个独立的回路电压方程。

答:n-1;[m-(n-1)]。

1-4 电压源与电流源的等效关系只对( )电路而言,对( )电路是不等效的。理想电压源与理想电流源之间( )等效变换。

答:外;内;不能。

1-5 在图 1-6 中,方框代表电源或负载。已知 $U=220\text{V}$,$I=-1\text{A}$,试问哪些方框是电源,哪些是负载?

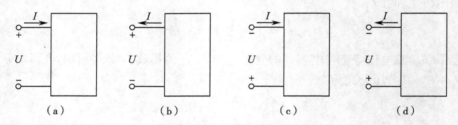

图 1-6 习题 1-5 图

解:图 1-6(a)电压、电流为关联参考方向,则

$$P=UI=220\times(-1)=-220\text{W}$$

因 $P<0$,故图 1-6(a)的方框代表电源。

图 1-6(b)电压、电流为非关联参考方向,则

$$P=-UI=-220\times(-1)=220\text{W}$$

因 $P>0$,故图 1-6(b)的方框代表负载。

图 1-6(c)电压、电流为非关联参考方向,则

$$P=-UI=-220\times(-1)=220\text{W}$$

因 $P>0$,故图 1-6(c)的方框代表负载。

图 1-6(d)电压、电流为关联参考方向,则

$$P=UI=220\times(-1)=-220\text{W}$$

因 $P<0$,故图 1-6(d)的方框代表电源。

答:图 1-6(a)是电源;图 1-6(b)是负载;图 1-6(c)是负载;图 1-6(d)是电源。

1-6　电路如图 1-7 所示,已知 $R=100\Omega$,当开关 S 闭合时,电压表的读数是 48V,当开关 S 断开时,电压表的读数是 50.4V,求电源内阻 R_o 的阻值。

解:根据题意,当开关 S 断开时电压表的读数等于电源电动势 E 的数值,即 $E=50.4$V。

当开关 K 闭合时电路中有电流 I 通过电阻 R,电阻两端电压就是电压表的读数 48V,根据欧姆定律:$U=IR=48$V。所以

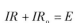

图 1-7　习题 1-6 图

$$I=\frac{U}{R}=\frac{48}{100}=0.48\text{A}$$

由 KVL 可得

$$IR+IR_o=E$$

所以

$$R_o=\frac{E-IR}{I}=\frac{50.4-48}{0.48}=\frac{2.4}{0.48}=5\Omega$$

答:电源内阻 $R_o=5\Omega$。

1-7　电路如图 1-8 所示,已知 $E_1=10$V,$E_2=5$V,$R_1=10\Omega$,$R_2=5\Omega$,$I=3$A,试计算 I_1 和 I_2。

解:根据基尔霍夫定律,有

$$I=I_1+I_2$$
$$I_1R_1-E_1=I_2R_2+E_2$$

将已知量代入上式,可得

$$I_1=1.33\text{A},I_2=1.67\text{A}$$

答:$I_1=1.33$A;$I_2=1.67$A。

1-8　在图 1-9 所示电路中,已知 $E_1=12$V,$E_2=9$V,$E_3=6$V,$R_1=2\Omega$,$R_2=3\Omega$,$R_3=6\Omega$。试用基尔霍夫定律计算 I_1、I_2、I_3 和 U_{ab}。

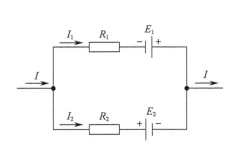

图 1-8　习题 1-7 图

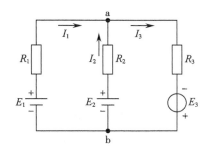

图 1-9　习题 1-8 图

解:根据 KCL,有

$$I_1+I_2-I_3=0$$

设两个网孔的顺时针方向为绕行方向。根据 KVL,有

$$-E_1+I_1R_1-I_2R_2+E_2=0$$
$$-E_2+I_2R_2+I_3R_3-E_3=0$$

将已知量代入上式中,并解三个方程,得出

$$I_1 = 2A ; I_2 = \frac{1}{3}A ; I_3 = \frac{7}{3}A$$

$$U_{ab} = E_2 - I_2 R_2 = 9 - \frac{1}{3} \times 3 = 8V$$

答:$I_1 = 2A ; I_2 = \frac{1}{3}A ; I_3 = \frac{7}{3}A ; U_{ab} = 8V$。

1-9　把图 1-10 中的电压源变换为电流源,电流源变换为电压源。

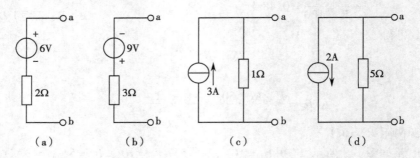

(a)　　　　(b)　　　　(c)　　　　(d)

图 1-10　习题 1-9 图

解:根据题意,图 1-10(a)是电压源变换为电流源,所以

$$I_S = \frac{E}{R_0} = \frac{6}{2} = 3A$$

电流源 I_S 的方向与 E 的方向相同,电路如图 1-11(a)所示。

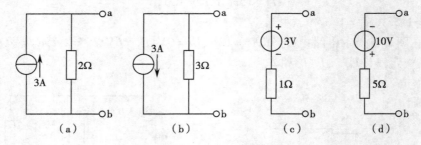

(a)　　　　(b)　　　　(c)　　　　(d)

图 1-11　习题 1-9 解答图

图 1-10(b)是电压源变换为电流源,所以

$$I_S = \frac{E}{R_0} = \frac{9}{3} = 3A$$

电流源 I_S 的方向与 E 的方向相同,电路如图 1-11(b)所示。

图 1-10(c)是电流源变换为电压源,所以

$$E = I_S R_S = 3 \times 1 = 3V$$

电动势 E 的方向与 I_S 的方向相同,电路如图 1-11(c)所示。

图 1-10(d)是电流源变换为电压源,所以

$$E = I_S R_S = 2 \times 5 = 10V$$

电动势 E 的方向与 I_S 的方向相同,电路如图 1-11(d)所示。

答:图 1-10(a)、(b)、(c)、(d)的电源变换分别对应图 1-11(a)、(b)、(c)、(d)。

1-10　试用电压源和电流源等效变换的方法计算图 1-12 中的电流 I。

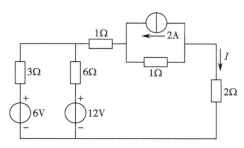

图 1-12　习题 1-10 图

解:根据题意,先将图 1-12 中的两个电压源和一个电流源分别变换为两个电流源和一个电压源的形式,如图 1-13(a)所示。

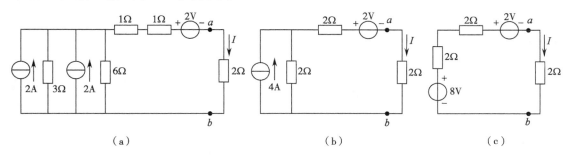

图 1-13　习题 1-10 解答图

再将图 1-13(a)中的两个电流源变换为一个电流源形式,如图 1-13(b)所示。然后将图 1-13(b)中的电流源变换为电压源形式,如图 1-13(c)所示。

由图 1-13(c)可得

$$I = \frac{8-2}{2+2+2} = 1A$$

答: $I = 1A$。

1-11　试用叠加定理计算图 1-9 所示电路中的电流 I_1、I_2、I_3。

解:根据叠加定理,可将图 1-9 所示电路分解为三个单一电源电路,并标出电流的参考方向,如图 1-14(a)、图 1-14(b)和图 1-14(c)所示。

E_1 单独作用时,见图 1-14(a)

$$I_1' = \frac{E_1}{R_1 + R_2 // R_3} = \frac{12}{2+3//6} = \frac{12}{2+2} = 3A$$

$$I_2' = \frac{R_3}{R_2 + R_3} I_1' = \frac{6}{3+6} \times 3 = 2A$$

$$I_3' = \frac{R_2}{R_2 + R_3} I_1' = \frac{3}{3+6} \times 3 = 1A$$

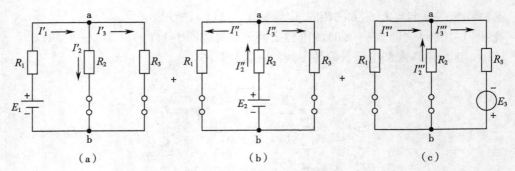

图 1-14 习题 1-11 解答图

E_2 单独作用时,见图 1-14(b)

$$I_2'' = \frac{E_2}{R_2 + R_1 // R_3} = \frac{9}{3 + 2//6} = \frac{9}{3 + 1.5} = 2\text{A}$$

$$I_1'' = \frac{R_3}{R_1 + R_3}I_2'' = \frac{6}{2 + 6} \times 2 = \frac{12}{8} = 1.5\text{A}$$

$$I_3'' = \frac{R_1}{R_1 + R_3}I_2'' = \frac{2}{2 + 6} \times 2 = \frac{4}{8} = 0.5\text{A}$$

E_3 单独作用时,见图 1-14(c)

$$I_3''' = \frac{E_3}{R_3 + R_1 // R_2} = \frac{6}{6 + 2//3} = \frac{5}{6}\text{A}$$

$$I_1''' = \frac{R_2}{R_1 + R_2}I_3''' = \frac{3}{2 + 3} \times \frac{5}{6} = 0.5\text{A}$$

$$I_2''' = \frac{R_1}{R_1 + R_2}I_3''' = \frac{2}{2 + 3} \times \frac{5}{6} = \frac{1}{3}\text{A}$$

所以

$$I_1 = I_1' - I_1'' + I_1''' = 3 - 1.5 + 0.5 = 2\text{A}$$

$$I_2 = I_2' - I_2'' + I_2''' = 2 - 2 + \frac{1}{3} = \frac{1}{3}\text{A}$$

$$I_3 = I_3' + I_3'' + I_3''' = 1 + 0.5 + \frac{5}{6} = \frac{7}{3}\text{A}$$

答:$I_1 = 2\text{A}$;$I_2 = \frac{1}{3}\text{A}$;$I_3 = \frac{7}{3}\text{A}$。

1-12　试用戴维南定理计算图 1-15 所示电路中的电流 I。

解:将图 1-15 待求支路中的 10Ω 电阻断开,
画出图 1-16(a),并求等效电源电动势 E。

$E = U_{ab} = U_{ac} + U_{cd} + U_{db} = 20 - 150 + 120 = -10\text{V}$

将图 1-16(a)中的电压源短路,画出图
1-16(b),并求等效电阻 R_o。

$$R_o = R_{ab} = 0$$

画出戴维南等效电路图,见图 1-16(c),并
求 I。

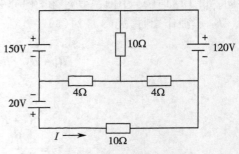

图 1-15　习题 1-12 图

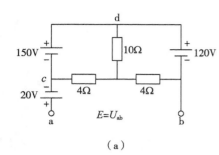
（a）

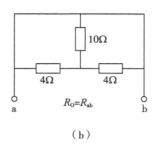
（b）

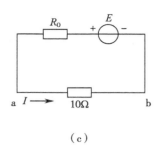
（c）

图 1-16 习题 1-12 解答图

$$I = \frac{E}{R_o + 10} = \frac{-10}{0 + 10} = -1\text{A}$$

答:$I = -1\text{A}$。

1-13 如图 1-17 所示,若分别以 C、D 为参考点,试计算 V_A、V_B、V_C、V_D 及 U_{AB} 和 U_{BD}。

解:假设电流 I 的参考方向为顺时针方向,则

$$I = \frac{6}{2 + 4 + 6} = \frac{6}{12} = 0.5\text{A}$$

以 C 为参考点时:

$V_C = 0$

$V_A = U_{AC} = U_{AB} + U_{BC} = 2I + 4I = 2 \times 0.5 + 4 \times 0.5 = 3\text{V}$

$V_B = U_{BC} = 4I = 4 \times 0.5 = 2\text{V}$

$V_D = U_{DC} = -U_{CD} = -6I = -6 \times 0.5 = -3\text{V}$

$U_{AB} = V_A - V_B = 3 - 2 = 1\text{V}$

$U_{BD} = V_B - V_D = 2 - (-3) = 5\text{V}$

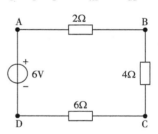

图 1-17 习题 1-13 图

以 D 为参考点时:

$$V_D = 0$$

$$V_A = U_{AD} = 6\text{V}$$

$$V_C = U_{CD} = 6I = 6 \times 0.5 = 3\text{V}$$

$$V_B = U_{BD} = U_{BC} + U_{CD} = 4I + 6I = 4 \times 0.5 + 6 \times 0.5 = 5\text{V}$$

$$U_{AB} = V_A - V_B = 6 - 5 = 1\text{V}$$

答:以 C 为参考点时:$V_C = 0$;$V_A = 3\text{V}$;$V_B = 2\text{V}$;$V_D = -3\text{V}$;$U_{AB} = 1\text{V}$;$U_{BD} = 5\text{V}$。以 D 为参考点时:$V_D = 0$;$V_A = 6\text{V}$;$V_C = 3\text{V}$;$V_B = 5\text{V}$;$U_{AB} = 1\text{V}$。

1-14 有两个电容器,$C_1 = 10\mu\text{F}/100\text{V}$,$C_2 = 15\mu\text{F}/50\text{V}$。试问:

(1)若两个电容器串联,其总电容量 C 是多少?

(2)若串联在电压 $U = 250\text{V}$ 电源上,C_1、C_2 将承受的电压 U_1 和 U_2 各为多少? 两电容器能否正常工作?

(3)若两个电容器并联,其总电容量 C 为多少?

(4)两个电容器并联后,能够承受的电压最大值是多少?

解:(1)串联后的总电容量为

$$C = \frac{C_1 C_2}{C_1 + C_2} = \frac{10 \times 15}{10 + 15} = 6\mu F$$

（2）根据串联电容的分压公式，串联后每个电容器将承受的电压为

$$U_1 = \frac{C}{C_1} U = \frac{6}{10} \times 250 = 150V$$

$$U_2 = \frac{C}{C_2} U = \frac{6}{15} \times 250 = 100V$$

计算结果表明，电容器 C_1 要承受 150V 电压，这已超过了它的耐压值 100V，因此，它将被击穿。C_1 击穿后，250V 电压将全部降在电容器 C_2 上，这又超过了 C_2 的耐压值，C_2 也会被击穿。所以两电容器串联后不能承受 250V 的总电压，故两电容器不能正常工作。

（3）并联后的总电容量为

$$C = C_1 + C_2 = 10 + 15 = 25\mu F$$

（4）并联后电容器能够承受的电压最大值为

$$U = U_1 = 100V$$

答：（1）串联后的总电容量为 $C = 6\mu F$；（2）$U_1 = 150V$，$U_2 = 100V$，两电容器不能正常工作；（3）$C = 25\mu F$；（4）$U = 100V$

四、知识拓展

1. **最大功率传输**　任何一个含源线性二端网络，应用戴维南定理都可以等效为一个实际电压源，如图 1-18 所示。实际电压源的端电压 U 与所连接的负载 R_L 有关，负载不同，其端电压不同，负载获得的功率也不同。

在图 1-18 中，负载获得的功率为

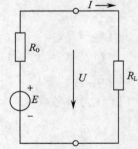

图 1-18　最大功率传输

$$P = I^2 R_L = \left(\frac{E}{R_o + R_L}\right)^2 R_L = \frac{E^2 R_L}{(R_o + R_L)^2}$$

$$= \frac{E^2 R_L}{(R_o + R_L)^2 - 4R_o R_L + 4R_o R_L}$$

$$= \frac{E^2}{\dfrac{(R_o - R_L)^2}{R_L} + 4R_o}$$

上式中，当 $R_o - R_L = 0$ 时，P 为最大值。可见，负载获得最大功率的条件是

$$R_L = R_o \tag{1-20}$$

此时，负载获得的最大功率为

$$P_{max} = \frac{E^2}{4R_o} \tag{1-21}$$

由 $R_L = R_o$ 可知，电源产生的功率为 $P_E = IE = E^2/(2R_o)$，其中只有一半输送给负载，另一半消耗在电源内阻和线路上，电源效率较低。在电力工程中，输送功率很大，效率非常重要，故应使电源内阻以及输电线路电阻远小于负载电阻。但在电子电路中，由于信号一般很弱，常要求从信号源获取最大功率，因此必须满足 $R_L = R_o$，这种工作状态称为负载与电源相匹配。

2. **电气设备的额定值**　电气设备的额定值是指导用户正确使用电气设备的技术数据，

通常标注在设备的铭牌上或在说明书中给出。为了给电气设备提供正常工作条件和尽量发挥其工作能力,对电压、电流和功率都有一定的限额值,称为电气设备的额定值。额定电压、额定电流和额定功率分别用 U_N、I_N 和 P_N 表示。对于电阻性负载 $P_N = U_N I_N$。

电气设备只有按照额定值使用才最安全可靠、经济合理,大于额定值运行时,设备将遭到毁坏或缩短使用寿命;小于额定值时,设备的能力得不到充分发挥,有些电气设备(如电动机),电压太低时也可能烧坏。所以,使用电气设备之前必须仔细阅读其铭牌和说明书。

由于电压、电流和功率之间有一定关系,因此某些电气设备的额定值并不一定全部标出。灯泡、日光灯管标有 $220V$、$40W$,给出的是额定电压和额定功率,其额定电流可由 $I_N = \dfrac{P_N}{U_N}$ 求出。一只电阻标有 200Ω、$1W$,给出的是电阻值和额定功率,其额定电流可由 $I_N = \sqrt{\dfrac{P_N}{R}}$ 求出。

（袁安东）

13

第二章

正弦交流电

一、学习目标

1. 掌握内容

（1）正弦量三要素的物理意义。

（2）正弦量的相量表示法。

（3）单一元件交流电路中电压与电流的关系。

（4）RLC 串联、并联电路的结构及相量分析。

（5）三相交流电源的星形连接，线电压、相电压的定义及之间的关系。

（6）三相四线制的中性线作用。

（7）三相负载星形连接、三角形连接时，线电流与相电流的关系。

2. 熟悉内容

（1）RLC 串联、并联谐振时的电路特点。

（2）三相对称负载的功率。

（3）三相四线制电路的实际应用。

3. 了解内容

（1）常见的触电形式和安全措施。

（2）触电急救和防护措施。

二、重要知识点

1. 最大值、角频率和初相位是描述正弦交流电的三要素。正弦电动势、电压和电流的表达式为

$$e = E_m \sin(\omega t + \varphi_e)$$
$$u = U_m \sin(\omega t + \varphi_u) \qquad (2\text{-}1)$$
$$i = I_m \sin(\omega t + \varphi_i)$$

2. 正弦量完成一次周期性变化所需要的时间称为周期，用 T 表示，单位为秒（s）。正弦量在 1 秒时间内完成周期性变化的次数（或称周期数）称为频率，用 f 表示，单位为赫兹（Hz）。

$$f = \frac{1}{T} \qquad (2\text{-}2)$$

15

3. 单位时间内正弦量变化的电角度称为角频率,用 ω 表示,单位为弧度/秒(rad/s)。

$$\omega = \frac{2\pi}{T} = 2\pi f \tag{2-3}$$

4. 正弦交流电的有效值与最大值之间有以下关系

$$E = \frac{E_\mathrm{m}}{\sqrt{2}} \approx 0.707 E_\mathrm{m}$$

$$U = \frac{U_\mathrm{m}}{\sqrt{2}} \approx 0.707 U_\mathrm{m} \tag{2-4}$$

$$I = \frac{I_\mathrm{m}}{\sqrt{2}} \approx 0.707 I_\mathrm{m}$$

5. 两个同频率正弦量的相位之差称相位差,相位差表明了两个同频率正弦量的相对变化关系,频率不同的两个正弦量不能进行相位比较。

6. 正弦量可以用三角函数式、波形图和相量三种形式来表述。使用相量表示法对计算和分析交流电路极为方便,直流电路中介绍的分析方法均可应用到交流电路中。

7. 电阻元件、电感元件和电容元件在交流电路中的特性如表 2-1 所示:

表 2-1　电阻、电容、电感在交流电路中的特性

电路元件	R	L	C
基本关系	$i_\mathrm{R} = \dfrac{u_\mathrm{R}}{R}$	$u_\mathrm{L} = L\dfrac{\mathrm{d}i}{\mathrm{d}t}$	$i_\mathrm{C} = C\dfrac{\mathrm{d}u}{\mathrm{d}t}$
有效值关系	$U_\mathrm{R} = IR$	$U_\mathrm{L} = IX_\mathrm{L}$	$U_\mathrm{C} = IX_\mathrm{C}$
阻抗值	R	$X_\mathrm{L} = \omega L = 2\pi f L$	$X_\mathrm{C} = \dfrac{1}{\omega C} = \dfrac{1}{2\pi f C}$
U、I 的相差	0	电压超前电流 $\dfrac{\pi}{2}$	电流超前电压 $\dfrac{\pi}{2}$
电流瞬时值	$i_\mathrm{R} = I_\mathrm{m}\sin\omega t$	$i_\mathrm{L} = I_\mathrm{m}\sin\omega t$	$i_\mathrm{C} = I_\mathrm{m}\sin\left(\omega t + \dfrac{\pi}{2}\right)$
电压瞬时值	$u_\mathrm{R} = U_\mathrm{m}\sin\omega t$	$u_\mathrm{L} = U_\mathrm{m}\sin\left(\omega t + \dfrac{\pi}{2}\right)$	$u_\mathrm{C} = U_\mathrm{m}\sin\omega t$
功率	$P = UI = I^2 R = \dfrac{U^2}{R}$	$Q_\mathrm{L} = UI = I^2 X_\mathrm{L} = \dfrac{U_\mathrm{L}^2}{X_\mathrm{L}}$	$Q_\mathrm{C} = UI = I^2 X_\mathrm{C} = \dfrac{U_\mathrm{C}^2}{X_\mathrm{C}}$

8. RLC 串联电路中,通过各元件的电流相同,以电流作为参考相量可做出电压三角形,直观反映出各电压间的大小和相位关系;阻抗和功率也遵循类似的三角形关系。如图 2-1 所示,总电压 $\dot{U}$ 和电流 $\dot{I}$ 之间的相位差为

$$\varphi = \arctan\frac{U_\mathrm{L} - U_\mathrm{C}}{U_\mathrm{R}} = \arctan\frac{X_\mathrm{L} - X_\mathrm{C}}{R} \tag{2-5}$$

9. 式(2-5)表明,当频率一定时,电压与电流的相位关系由电路参数(L、C)的大小决定。若 $X_\mathrm{L} > X_\mathrm{C}$,则 $\varphi > 0$,电压超前电流 φ,电路呈电感性;若 $X_\mathrm{L} < X_\mathrm{C}$,则 $\varphi < 0$,电压滞后电流 φ,或者说电流超前电压 φ,电路呈电容性;若 $X_\mathrm{L} = X_\mathrm{C}$,则 $\varphi = 0$,电压与电流同相,电路呈电阻

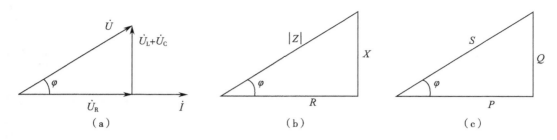

图 2-1 电压、阻抗、功率三角形

（a）电压三角形；（b）阻抗三角形；（c）功率三角形

性。当电路参数确定时，电路频率的变化也将影响电路的性质，如 f 增加，引起 X_L 增加、X_C 减小，电路的感性程度增加，容性程度减弱。

10. 在 RLC 串联电路中，当电路的频率 $f = f_0 = \dfrac{1}{2\pi\sqrt{LC}}$ 时，发生串联谐振。串联谐振时电路中的阻抗最小、电流最大，电路呈阻性，电感两端的电压与电容两端的电压大小相等、相位相反，相互抵消，电阻两端的电压等于电源电压。

11. RLC 串联谐振时，电感电压 U_L 或电容电压 U_C 与电源电压 U 的比值称为电路的品质因数，用 Q 表示，即

$$Q = \frac{U_L}{U} = \frac{U_C}{U} = \frac{X_L}{R} = \frac{X_C}{R} = \frac{\omega_0 L}{R} = \frac{1}{\omega_0 C R} \tag{2-6}$$

式(2-6)表明，当 $X_L = X_C > R$ 时，电容或电感元件上的电压高于电源电压 Q 倍，所以串联谐振又称为电压谐振。

12. 在 RLC 并联电路中，忽略电感元件的电阻，当电路的频率 $f = f_0 = \dfrac{1}{2\pi\sqrt{LC}}$ 时，发生并联谐振。并联谐振时电路的总阻抗最大，总电流最小，通过电感的电流与通过电容的电流大小相等、相位相反。

13. RLC 并联谐振时，支路电流与总电流之比称为电路的品质因数 Q，即

$$Q = \frac{I_C}{I} = \frac{I_L}{I} = \frac{\omega_0 L}{R} = \frac{1}{R\omega_0 C} \tag{2-7}$$

因此，并联谐振时，支路电流是总电流的 Q 倍，所以并联谐振又称电流谐振。

14. 三相交流电源是由三相交流发电机产生的。它主要由定子（电枢）和转子（磁极）两部分组成。当转子由原动机推动以角速度 ω 逆时针方向转动时，在三个绕组中分别感应出最大值相等、频率相同、相位互差 120° 的三个正弦电动势，这种三相电动势称为三相对称电动势，其瞬时值表达式为

$$\begin{aligned} e_A &= E_m \sin\omega t \\ e_B &= E_m \sin(\omega t - 120°) \\ e_C &= E_m \sin(\omega t + 120°) \end{aligned} \tag{2-8}$$

15. 三相四线制：将发电机三相绕组的末端 X、Y、Z 连接在一起，引出一根导线，每个绕组的始端 A、B、C 也各引出一根导线，这种连接方式称为三相交流电源的星形连接，简称 Y 形连接，如图 2-2（a）所示。在星形连接中，末端的连接点称中性点 N，从中性点引出的导线

称为中性线或零线,从每个绕组的始端引出的导线称为端线或相线。

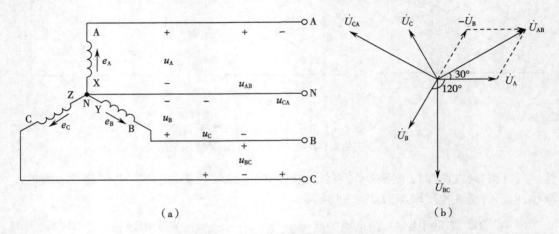

（a）　　　　　　　　　　　　　　　　　　（b）

图 2-2　三相交流电源的星形连接
（a）连接方式;（b）线电压与相电压的相量图

16. 在电源的星形连接中,如图 2-2(b)所示,相电压 U_P、线电压 U_L 都是三相对称电压;在数值上,线电压是相电压的$\sqrt{3}$倍;在相位上,线电压超前相电压 30°。

17. 三相负载可接成星形或三角形两种方式。性质相同、阻抗相等的负载称为三相对称负载。这种负载连接成星形时,线电流等于相电流,线电压在数值上等于相电压的$\sqrt{3}$倍;作三角形连接时,线电压等于相电压,线电流等于相电流的$\sqrt{3}$倍。

18. 在星形三相不对称负载的电路中,中性线的作用是使各相负载的相电压相等并保持不变。

19. 在一般情况下,36V 的电压对人体不会达到危及生命安全的程度,所以,通常规定 36V 的电压为安全工作电压。对潮湿或其他特殊环境,安全电压应降至 24V 或 12V。

20. 按照人体触及带电体和电流流过人体的途径,触电可分为两相触电、单相触电和跨步触电。

21. 为了防止触电事故,常采用的措施有两种:当电源中性点不接地时,采用保护接地;当电源中性点接地时,采用保护接零。

三、习题二解答

2-1　正弦交流电的三要素是( )、( )和( ),角频率的单位是( ),相位的单位是( )或( )。

答:角频率;最大值;初相位;弧度/秒(rad/s);弧度(rad);度(°)。

2-2　用万用表的交流电压档测得电源插座中的电压为 220V,则这个电压的有效值为( ),最大值为( )。

答:220V;311V。

2-3　在电阻元件的交流电路中,电流与电压的相位关系是( );在电感元件的交流电路中,电流与电压的相位关系是( );在电容元件的交流电路中,电流与电压的相位关系是( )。

答：相位相同；电压超前电流 $\dfrac{\pi}{2}$；电流超前电压 $\dfrac{\pi}{2}$。

2-4　电感元件具有"通（　）、阻（　）"；"通（　）、阻（　）"的特性。电容元件具有"隔（　）、通（　）"；"阻（　）、通（　）"的特性。

答：直流；交流；低频；高频；直流；交流；低频；高频。

2-5　在三相四线制供电系统中，相电压 U_P 是指（　）与（　）之间的电压；线电压 U_L 是指（　）与（　）之间的电压，其中 $U_L = $（　）$U_P$。线电压与相电压的相位关系是（　）。

答：相线；中性线；相线；相线；$\sqrt{3}$；线电压超前相电压 30°。

2-6　已知 $u = \left[U_{1m}\sin(314t + 30°) + U_{2m}\sin(314t - 60°)\right]$ V，试用相量图法计算 u。

答：$u = \sqrt{U_{1m}^2 + U_{2m}^2}\sin\left(314t + 30° - \arctan\dfrac{U_{2m}}{U_{1m}}\right)$ V。

2-7　设正弦电流 $i = 100\sin(314t - 60°)$ A。试问：①它的频率、周期、最大值、有效值、初相位各是多少？②画出 i 的相量图；③如果 i' 与 i 反相，写出 i' 的三角函数式。

解：由 $\omega = 2\pi f$，得 $f = \dfrac{\omega}{2\pi} = \dfrac{314}{2 \times 3.14} = 50\text{Hz}$

$$T = \dfrac{1}{f} = \dfrac{1}{50} = 0.02\text{s}$$

$$I_m = 100\text{A}$$

$$I = \dfrac{I_m}{\sqrt{2}} = \dfrac{100}{\sqrt{2}} = 71\text{A}$$

$$\varphi_i = -60°$$

$$i' = 100\sin(314t + 120°)\text{A}$$

答：电流的频率是 50Hz，周期是 0.02s，最大值是 100A，有效值是 71A，初相位是 -60°。i' 的三角函数式是 $i' = 100\sin(314t + 120°)$ A。

2-8　某电感元件 $L = 25.4\text{mH}$，接到电压为 $u = 220\sqrt{2}\sin(314t + 60°)$ V 的电源上，试求感抗 X_L 和电流 I 是多少？当电源的频率增大一倍时，电流是多少？

解：
$$X_L = \omega L = 314 \times 25.4 \times 10^{-3} \approx 8\Omega$$

$$U = \dfrac{U_m}{\sqrt{2}} = 220\text{V}$$

$$I = \dfrac{U}{X_L} = \dfrac{220}{8} = 27.5\text{A}$$

当电源的频率增大一倍时，$X_L' = 2\omega L = 2X_L$

$$I = \dfrac{U}{X_L'} = \dfrac{U}{2X_L} = \dfrac{220}{2 \times 8} = 13.8\text{A}$$

答：感抗 X_L 是 8Ω，电流 I 是 27.5A。当电源的频率增大一倍时，电流是 13.8A。

2-9　如图 2-3 所示，$R = 4\Omega$，u 为 $\omega = 10^5\text{rad/s}$、$U = 10\text{mV}$ 的正弦交流电，若电流表的读数为 2mA，试求电容 C 是多少？

解：电流 $I = 2\text{mA}$

由欧姆定律得 R、C 串联后的阻抗 $Z = \dfrac{U}{I} = \dfrac{10\text{mV}}{2\text{mA}} = 5\Omega$

又因为 $Z = \sqrt{R^2 + X_C^2}$

所以 $X_C = 3\Omega$

又由于 $X_C = \dfrac{1}{\omega C}$

所以 $C = \dfrac{1}{\omega X_C} = \dfrac{1}{10^5 \times 3} = 3.3 \times 10^{-6} \text{F} = 3.3\mu\text{F}$

答：电容 C 是 $3.3\mu\text{F}$。

2-10　如图 2-4 所示，已知电阻、电感上的分电压 $U_1 = 140\text{V}$，电容上的分电压 $U_2 = 40\text{V}$，电流 $i = 10\sqrt{2}\sin200t\text{A}$，且电流和总电压同相。求①总电压 U 及 R、X_L、X_C；②写出总电压 u 表达式。

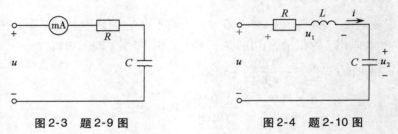

图2-3　题2-9图　　　　图2-4　题2-10图

解：①电流和总电压同相，说明电路发生串联谐振。

电感两端的电压与电容两端的电压大小相等：$U_L = U_2 = 40\text{V}$

总电压等于电阻两端的电压：$U = U_R = \sqrt{U_1^2 - U_L^2} = \sqrt{140^2 - 40^2} = 134\text{V}$

$$R = Z = \frac{U}{I} = \frac{134}{10} = 13.4\Omega$$

$$X_L = X_C = \frac{U_2}{I} = \frac{40}{10} = 4\Omega$$

②总电压与电流同相 $u = 134\sqrt{2}\sin200t\text{V}$

答：总电压 U 是 134V，电阻 R 是 13.4Ω，X_L 和 X_C 都是 4Ω，总电压 u 表达式为 $u = 134\sqrt{2}\sin200t\text{V}$。

2-11　已知电源是 380/220 伏三相四线制，分别给三层楼房供电。现在三层楼房中安装照明电灯。①若每层楼安装 220V、40W 电灯 100 盏；②若 A 相改为 220V，100W 电灯 100 盏，其余两相不变。求在上述两种情况下，各相负载的电流以及中线电流。

解：①三相对称负载，每相负载总电阻 $R = \dfrac{U^2}{100P} = \dfrac{220^2}{100 \times 40} = 12.1\Omega$

负载上的电流 $I_P = \dfrac{U_P}{R} = \dfrac{220}{12.1} = 18.2\text{A}$

中线电流 $I_N = 0$

②A 相负载总电阻 $R_A = \dfrac{U^2}{100P_A} = \dfrac{220^2}{100 \times 100} = 4.84\Omega$

$$I_A = \frac{U_P}{R_A} = \frac{220}{4.84} = 45.5\text{A}$$

$$I_B = I_C = 18.2A$$

中线电流 $\dot{I}_N = \dot{I}_A + \dot{I}_B + \dot{I}_C$

三相电流相位彼此相差120°,做相量图得 $I_N = 27.3A$

答:①各相负载的电流都为18.2A,中线电流为0;②A相负载的电流为45.5A,B相和C相的电流为18.2A,中线电流为27.3A。

四、知 识 拓 展

1. 尼古拉·特斯拉,塞尔维亚裔美籍发明家、物理学家、机械工程师、电机工程师和未来学家。如图2-5所示。

尼古拉·特斯拉,于1856年7月10日诞生于前南斯拉夫克罗地亚的斯米良,1880年毕业于布拉格大学,1884年移民美国成为美国公民,并获取耶鲁大学及哥伦比亚大学名誉博士学位。他被认为是电力商业化的重要推动者,并因主要设计了现代交流电力系统而最为人所知。他一生的发明不胜枚举。1882年,在爱迪生发明直流电(DC)后不久,他即发明了交流电(AC),并制造出世界上第一台交流电发电机,并始创多相传电技术。1895年,他替美国尼加拉瓜发电站制造发电机组,致使该发电站至今仍是世界著名水电站之一。1897年,他使马可尼的无线传讯理论成为现实。1898年,他又发明无线电遥控技术并取得专利。1899年,他发明了X光(X-Ray)摄影技术。其他发明

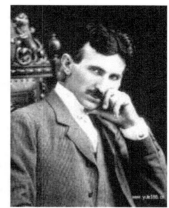

图2-5　尼古拉·特斯拉

包括:收音机、雷达、传真机、真空管、霓虹光管等。他的多项相关的专利以及电磁学的理论研究工作是现代的无线通信和无线电的基石。特斯拉于1943年1月7日逝世。他除了在电磁学方面有以上成就,对机器人、弹道学、资讯科学、核子物理学等各种领域也被认为有贡献。

2. 世界各国的电源　世界上没有统一标准的电源电压和频率。此外,插头形状、插头孔、插头尺寸和插座在很多国家也是不一样的。

目前各国室内用电所使用的电压大体有两种,分别为100~127V,200~240V两个类型。频率有50Hz、60Hz两种。100V、100~127V被归类为低压,如美国、日本等国家用电以及船上的电压,注重的是安全;200~240V则称为高压,其中包括了中国的220V及英国的230V和很多欧洲国家的用电,注重的是效率。采用200~240V电压的国家里,也有使用110~127V电压的情形,如瑞典、俄罗斯。

100V:日本、韩国。

110~127V:中国台湾、美国、加拿大、墨西哥、巴拿马、古巴、黎巴嫩等37个国家。

220V:香港。

220~240V:中国、英国、德国、法国、意大利、澳大利亚、印度、新加坡、泰国、荷兰、西班牙、希腊、奥地利、菲律宾、挪威等174个国家。

3. 谐振在无线电发射与接收中的应用

(1)并联谐振:并联谐振电路具有选频作用,可以组成振荡器和选频放大器。如图2-6(a)

所示为 LC 振荡器，L_1、C 为并联谐振回路，L_2 为反馈线圈，振荡频率由 L_1 与 C 决定。图 2-6(b)所示为选频放大器，LC 为并联谐振回路，只有 $f = f_0$ 的信号被放大。

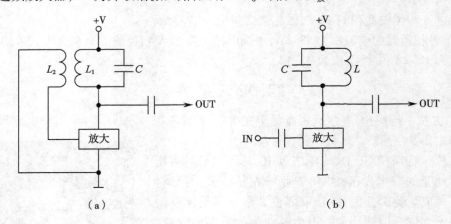

图 2-6　并联谐振的应用

(a)LC 振荡器；(b)选频放大器

有了振荡器和选频放大器，就可以产生和放大我们需要的频率的无线电波，并将它发射出去。选频放大器还应用在接受设备中，用来放大我们需要接收的频率的无线电波。

(2)串联谐振：串联谐振时，电感或电容两端的电压为外加电压的 Q 倍。Q 为谐振电路的品质因数，一般可达 100 左右。因此，串联谐振电路常用作无线电接收设备的输入选频回路。图 2-7(a)所示为收音机输入调谐回路，图 2-7(b)为其等效电路。天线接收到的无线电波通过 L_2 耦合给 L_1，L_1 与 C 构成串联谐振回路，只有 $f = f_0$ 的无线电波在回路中的电流最大，并在 C 两端产生一个高于接收到的信号电压 Q 倍的电压送往高放级，而 $f \neq f_0$ 的无线电波在 C 两端产生的电压则很小。改变 C 即可改变谐振频率 f_0，从而选取我们所需要的频率的无线电波。

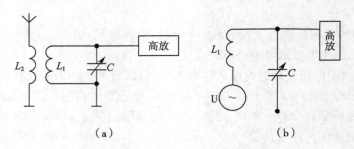

图 2-7　串联谐振的应用

(a)收音机输入调谐回路；(b)等效电路

（孙利娟）

第三章
变压器与常用电工器件

一、学习目标

1. 掌握内容

(1)变压器结构组成。

(2)变压器工作原理及具有的功能。

(3)低压电工器件的正确使用。

(4)三相异步电动机、单相异步电动机与直流电动机的结构组成及正确使用。

(5)流程图分析三相异步电动机正反向转动、停止线路。

2. 熟悉内容

(1)变压器主要参数。

(2)三相变压器、隔离变压器、自耦变压器结构特点。

(3)开关类电器结构、分类与用途。

(4)接触器结构、分类与应用。

(5)继电器结构、分类及应用。

(6)熔断器结构及应用,自动空气断路器结构及应用。

(7)三相异步电动机、单相异步电动机与直流电动机常用的调速方法。

(8)三相异步电动机、单相异步电动机与直流电动机的转向改变方法。

3. 了解内容

(1)变压器绕同极性端的定义及应用。

(2)中频逆变技术对变压器结构方面的影响。

(3)三相异步电动机、单相异步电动机与直流电动机形成旋转磁场的工作原理。

(4)电动机的铭牌数据。

二、重要知识点

1. 变压器主要由铁芯与绕组构成。绕组分为初级绕组(原绕组)与次级绕组(副绕组),铁芯形状有"日"形与"口"形二种,对应制成的变压器分别为壳式变压器与芯式变压器,此外还有环形变压器。

2. 变压器是利用电磁感应原理传输电能和信号的常用设备。具有

电压变换:

$$\frac{U_1}{U_2} \approx \frac{N_1}{N_2} = K \tag{3-1}$$

电流变换：

$$\frac{I_1}{I_2} \approx \frac{N_2}{N_1} = \frac{1}{K} \tag{3-2}$$

阻抗变换：

$$Z_1 = \frac{U_1}{I_1} = K^2 Z_2 \tag{3-3}$$

3. 变压器主要参数有原绕组的额定电压 U_{1N}、额定电流 I_{1N}，副绕组的额定电压 U_{2N}、额定电流 I_{2N} 及变压器容量 S_N 与效率 η。

4. 自耦变压器只有一个原绕组，副绕组是原绕组的一部分。自耦变压器的结构特点是原、副绕组既有磁路耦合，又有电路连通，具有用料省、效率高等优点。由于原、副绕组彼此不再绝缘，使用时应当注意安全。

5. 隔离变压器是指输入绕组与输出绕组之间存在电气隔离的变压器，隔离的是原、副绕组各自的电流，常应用于安全用电与电源滤波方面。

6. 三相变压器具有三个铁芯柱，每个铁芯上都有两个绕组，原、副绕组都可以分别接成星形（Y）或三角形（Δ），常用于大功率负载电能的提供。

7. 在同一变化磁通作用下，绕组中感应电动势瞬时极性相同的端子称作变压器绕组的同极性端，同极性端是变压器多个绕组正确级联的关键。

8. 在变压器绕组电压确定的情况下，电压频率的提高可使绕组的匝数减少和铁芯截面积减小，使得变压器的体积大为减小，这就是中频逆变技术对变压器结构方面的影响。

9. 按钮开关是一种按下即动作、释放即复位的短时接通的小电流开关。由按钮帽、复位弹簧、桥式动触点、静触点和外壳等组成，适用于交流 500V、直流 440V、电流 5A 以下的电路中。一般情况它不直接操纵主电路的通断，而是在控制电路中发出指令，通过接触器、继电器等电器去控制主电路。

10. 组合开关是一种转动式的闸刀开关，由分别装在多层绝缘件内的动、静触片组成。一般用于交流 380V、直流 220V、电流 100A 以下的电路中做电源开关。

11. 行程开关又称限位开关，是一种由物体的位移来决定电路通断的开关。其动作原理与控制按钮相似，可以安装在相对静止的物体（如固定架、门框等，简称静物）上或者运动的物体（如行车、门等，简称动物）上。

12. 接触器是一种依靠电磁力的作用使触点闭合或分离，从而接通或分断交、直流主电路的控制电器。由电磁系统、触点系统和灭弧装置三部分组成。接触器能实现远距离自动控制和频繁操作，具有欠压保护、零压保护、工作可靠以及寿命长等优点。接触器按通过电流的种类不同，可分为交流接触器和直流接触器两大类。接触器主要技术参数有吸引线圈额定电压、主触点额点电压及主触点额点电流等。

13. 继电器是一种根据电量或非电量的变化来通、断小电流电路的自动控制电器。其输入信号可以是电压、电流等电量，也可以是时间、转速、温度、压力等非电量，而输出则是触点的动作或电路参数（如电压或电阻）的变化。种类主要有电磁式继电器、热继电器、固态继电器等。

14. 熔断器主要由熔体、熔管和熔座三部分所组成。熔体是熔断器的主要组成部分,常做成片状或丝状。熔体有额定电流 I_N 和熔断电流两个参数指标。

15. 自动空气断路器又称为自动空气开关,可用来接通和分断负载电路,控制不频繁启动的电动机,在线路或电动机发生严重的过载、短路以及欠电压等故障时,能够自动切断故障电路(俗称自动跳闸),有效地保护串接在它后面的电气设备。

16. 三相异步电动机结构由两大部分组成。定子是固定部分,转子是旋转部分。定子由机座和装在机座内的圆筒形的定子铁芯组成;转子根据构造不同可分为鼠笼式和绕线式两种,转子铁芯也是用硅钢片叠成,外表面上有凹槽,用于放置转子绕组,外形为圆柱状,铁芯装在传递机械力的轴上。三相异步电动机旋转磁场的产生是由三相对称定子绕组中通入三相交流电而产生的。三相异步电动机旋转磁场的产生是由三相对称定子绕组中通入三相交流电而产生的。三相定子绕组 U_1U_2、V_1V_2、W_1W_2 嵌放在定子铁芯上的线槽中,在空间形成 $120°$ 对称分布。如果三相绕组的尾端 U_2、V_2、W_2 连接在一起,首端 U_1、V_1、W_1 分别接三相交流电源 A 相、B 相、C 相,则形成星形联接。

17. 旋转磁场的转向与通入绕组的三相电流的相序有关。如果将三相交流电通入三相定子绕组的相序改变,即将三相电源的任意两相对调,旋转磁场的转向就改变,电动机的转向也将跟着改变。

18. 旋转磁场的转速称为电动机的同步转速,用 n_0 表示,单位为(r/min)

$$n_0 = \frac{60f}{p} \tag{3-4}$$

式中 f 为交流电源的频率,p 是定子绕组产生的磁极对数。定子线圈采用一定方式分布,可产生多对磁极。

19. 转子的转速 n 即为电动机的转速,虽然转子的转动方向与旋转磁场转动方向相同,但 $n < n_0$,并接近 n_0,转差率

$$s = \frac{n_0 - n}{n_0} \tag{3-5}$$

式中 $0 < s \leqslant 1$,通常电动机额定运行时的转差率约为 $0.01 \sim 0.09$。

20. 电动机的定子绕组有三角形、星形两种联接方式,如图 3-1 所示,采用哪种联接方法取决于电动机的铭牌规定。将三相绕组的尾端 U_2、V_2、W_2 联接在一起,首端 U_1、V_1、W_1 分别接三相交流电源 A 相、B 相、C 相,这种联接为星形联接;先将 U_1W_2 联接、V_1U_2 联接、W_1V_2

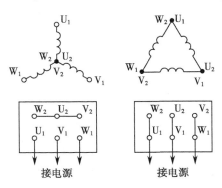

图 3-1　三相异步电动机的星形、三角形联接

联接,再分别接三相交流电源,就是三角形联接。

21. 三相异步电动机启动方法有直接启动、降压启动二种方式。直接启动适用于小功率电动机,降压启动可有效减小启动电流。图 3-2 为三相异步电动机直接启动控制线路。

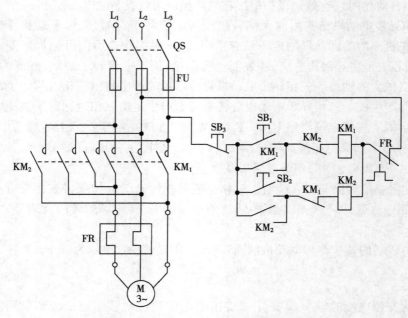

图 3-2 三相异步电动机直接启动控制线路

电路工作流程如下:

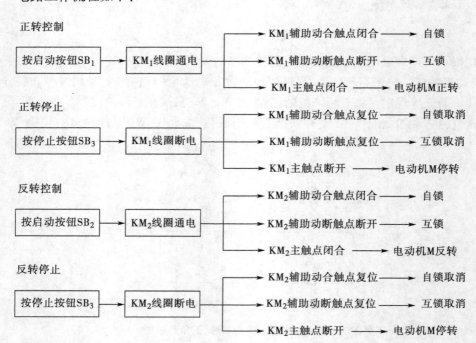

22. 调速就是在同一负载下能得到不同的转速,以满足生产机械对转速的不同需要。三相异步电动机常用的调速方法有变频调速、变极调速与变转差率调速三种方式。

23. 单相异步电动机的结构及工作原理与三相异步电动机相似,也采用鼠笼转子,在定子绕组产生的旋转磁场作用下,形成电磁转矩而使电动机工作。根据产生旋转磁场的方法不同,单相异步电动机可分为剖相式和罩极式。而剖相式电动机又分为分相式、电容式和电容运转式三种形式。

24. 电容运转式电动机的定子槽中嵌有两组绕组,分别称为主绕组和副绕组,它们在空间相隔90°。工作时主绕组直接和电源相连,副绕组与电容器串联后再接入电源。旋转磁场的方向与两个绕组中电流的相位有关,因此要改变这种电机的转向,可将两绕组的任一始、末端对调,或者调换电容器串联的位置,如图3-3所示。

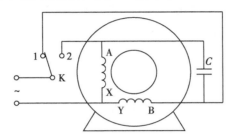

图3-3　剖相式电动机正、反转接线图

25. 电容运转式电动机的电磁转矩与外加电压的高、低有关。故电动机的调速可通过串联有抽头的扼流圈来实现,改变扼流圈抽头就改变了定子绕组上的电压,从而达到改变电动机转速的目的。图3-4是具有三速调节功能的线路。

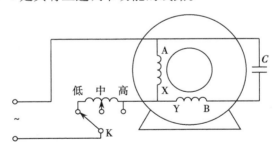

图3-4　电动机调速接线图

26. 对于罩极式电动机,由于主绕组与副绕组在空间上的相对不可改变,故旋转方向是不可逆的,它的旋转方向总是从同磁极的无环部分转向有环部分。

27. 直流电动机是一种由直流电源供电的电机,主要由转子、定子和其他零部件组成。直流电动机的励磁方式可分为他励、并励、串励和复励四种。

28. 直流电动机调速方法。在他励电动机中采用变电压调速方法,在并励电动机中采用变磁通调速方法。直流电动机在调速方面与交流电动机相比有很大优点。它调速范围广,可无级变速,且调速简单。因此对调速较复杂的生产机械仍使用直流电动机。

29. 改变直流电动机的转向方法有两种:一是保持励磁绕组两端的电压极性不变,将电枢绕组反接,使电枢电流改变方向;二是保持电枢两端电压极性不变,将励磁绕组反接,使励磁电流改变方向,从而改变磁极的磁性方向。若同时改变了电枢电流方向和励磁电流方向,则电动机的转向不变。

三、习题三解答

3-1 X 线机的高压变压器是一台升压变压器,在中小型 X 线机中原绕组输入电压一般为几百伏特(如 220V),而副绕组输出电压一般为几十千伏特(如 66kV)、电流为几百毫安(如 200mA),请说明高压变压器原、副绕组的特点。

答:由变压器电压变换公式(3-1)可得变压比 $K = 1/300$,初级电流约为 60A。再加上题目给出的数据,可知高压变压器的初级绕组通过较大的电流,承受较低的电压;而次级绕组承受了较高的电压,但通过的电流较小。所以 X 线机高压变压器的初级绕组线径较粗,匝数较少,但绝缘要求不高;次级绕组绝缘要求高,匝数多,线径细。

3-2 一台变压器原、副绕组分别为 1000 匝和 50 匝,空载接入电压为 220V 的交流电源,则副绕组输出电压是多大?

解:把相关数据代入电压变换公式(3-1)得

$$U_2 = \frac{50 \times 220}{1000} = 11V$$

答:副绕组输出电压为 11V。

3-3 图 3-5 所示变压器有两个额定电压均为 110V 的原绕组,若变压器输入电压 U_1 为 110V,请问变压器的两个原绕组该如何连接?若输入电压 U_1 为 220V,又该如何连接两个原绕组?

答:在输入电压为 110V 时,可将二个输入绕组同相并联再接入 110 电压输入端,具体联接线路如图 3-6(a)所示。

在输入电压为 220V 时,可将二个输入绕组同相串联再接入 220V 电压输入端,具体联接线路如图 3-6(b)所示。

3-4 电源变压器原绕组额定电压力 220V;副绕组有两个,额定电压和额定电流分别为 450V、0.5A 和 110V、2A。求原绕组的额定电流和容量。

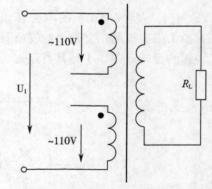

图 3-5　多绕组变压器示意图

解:两个副绕组的额定功率分别为:

$$P_{21} = 450 \times 0.5 = 225W \qquad P_{22} = 110 \times 2 = 220W$$

认为变压器为理想变压器,没有功率耗损,所以可得初级绕组的输入额定容量为:$P_1 = P_{21} + P_{22} = 445W$

额定电流为: $\qquad I_1 = 445/220 = 2.0A$

答:原绕组的额定电流为 2.0A,额定容量为 445W。

3-5 在某功率放大电路匹配阻抗为 200Ω。若要使阻抗为 8Ω 的扬声器获得最大输出功率,问需要在扬声器与功率放大电路之间接入变比为多大的变压器?如果该变压器的原绕组为 380 匝,求阻抗匹配时变压器副绕组的匝数。

解:已知 $Z_1 = 200\Omega, Z_2 = 8\Omega, N_1 = 380$

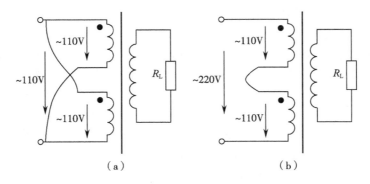

图3-6 多绕组变压器示意图

（a）二个线圈同相并联；（b）二个线圈同相串联

根据阻抗变换公式（3-3）可得变比

$$K = \sqrt{\frac{Z_1}{Z_2}} = \sqrt{\frac{200}{8}} = 5$$

在阻抗匹配时，副绕组匝数

$$N_2 = N_1 \cdot K = 380 \times 5 = 1900$$

答：接入变压器的变比为5，在阻抗匹配时副绕组匝数为1900。

3-6 常用低压电器有哪些？低压电器中动触点、静触点、动合触点、动断触点的含义是什么？

答：低压电器包括各类开关、接触器、继电器、断路保护器等。这些器件在电工电路中负责接通或断开电路，对电路进行转换、控制、保护和调节，它们主要工作在交流 1200V、直流 1500V 电压以下。动触点是指在电器机构动作过程中运动的，而静触点是固定不动的；动合触点是低压电器动作时触点闭合，而动断触点是指低压电器动作时触点断开。

3-7 组合开关和按钮开关的作用有什么区别？

答：按钮开关是一种按下即动作、释放即复位的短时接通的小电流开关，适用于交流 500V、直流 440V，电流 5A 以下的电路中，一般情况它不直接操纵主电路的通断；组合开关又称旋转开关，是一种转动式的闸刀开关，一般用于交流 380V、直流 220V、电流 100A 以下的电路中做电源开关。

3-8 行程开关有何作用？

答：行程开关是一种由物体的位移来决定电路通断的开关。当动物接近静物时，开关的连杆驱动开关的接点引起闭合的接点分断或者断开的接点闭合。由开关接点开、合状态的改变去控制电路和机构的动作。

3-9 在控制线路中短路保护和过载保护一般分别采用什么电器进行保护？

答：在控制线路中，短路保护一般采用自动空气断路器，而过载保护一般采用熔断器来实现。

3-10 在电动机控制线路中，熔断器和热继电器的作用分别是什么？能否互相代替？

答：熔断器的作用是防止电动机负载过载，而热继电器的作用是防止电动机过热。二者不能相互替代。

3-11 接触器与继电器有什么区别?

答:接触器是一种依靠电磁力的作用使触点闭合或分离,从而接通或分断交、直流主电路的控制电器接触器;而继电器是一种根据电量或非电量的变化来通、断小电流电路的自动控制电器,其输入信号可以是电压、电流等电量,也可以是时间、转速、温度、压力等非电量,输出则是触点的动作或电路参数(如电压或电阻)的变化。

3-12 固态继电器是一种新型继电器,它有何特点及应用?

答:固态继电器没有机械触点,不会产生电弧,故其工作频率、耐冲击能力、可靠性、使用寿命、噪声等技术指标均优于电磁式继电器。

3-13 有一台三相异步电动机,其额定转速为735r/min,试求电动机的磁极对数和额定转速的转差率。电源频率 $f = 50\text{Hz}$。

解:根据式(3-4)可知,当 $p = 4$ 时,同步转速为750r/min,该转速与额定转速735r/min非常接近,因此,电动机的磁极对数为 $p = 4$,额定转差率根据式(3-5)可得

$$s = \frac{750 - 735}{750} = 0.02$$

答:磁极对数为4,转差率为0.02。

3-14 在图3-2所示的电动机正反转控制线路中,与按钮 SB_1 和 SB_2 相并联的交流接触器动合辅助触点 KM_1 和 KM_2 的作用是什么? 去掉它们控制线路是否能正常工作?

答:动合触点 KM_1 是电动机正向转动自锁触点,而动合触点 KM_2 是电动机反向转动自锁触点;若去掉这二个动合触点,当正反向启动按钮按下时,电动机仍会启动运转;但是一旦松开按钮,电动机就将停止转动。

3-15 简述改变电容剖相式电动机、直流电动机转动方向的方法有哪些?

答:对于电容剖相式电动机,可将两绕组的任一始、末端对调,或者调换电容器串联的位置来实现电动机转向的改变;对于直流电动机转向的改变有两种方法,一是保持励磁绕组两端的电压极性不变,将电枢绕组反接,使电枢电流改变方向;二是保持电枢两端电压极性不变,将励磁绕组反接,使励磁电流改变方向,从而改变磁极的磁性方向。

3-16 有一台并励电动机,其额定数据如下: $P_2 = 22\text{kW}$,$U = 100\text{V}$,$n = 1000\text{r/min}$,$\eta = 0.84$,$R_a = 0.04\Omega$,$R_f = 27.5\Omega$。求:①额定电流 I、额定电枢电流 I_a 及额定励磁电流 I_f;②电枢中的直接启动电流的初始值 I_{st};如果要求启动电流不超过额定电流的2倍,求电枢回路的启动电阻 R_{st}。

解:已知 $P_2 = 22\text{kW}$,$U = 100\text{V}$,$n = 1000\text{r/min}$,$\eta = 0.84$,$R_a = 0.04\Omega$,$R_f = 27.5\Omega$。

①额定输入功率

$$P_1 = \frac{P_2}{\eta} = \frac{22}{0.84} = 26.19\text{kW}$$

额定电流

$$I = \frac{P_1}{U} = \frac{26.19 \times 10^3}{110} = 238\text{A}$$

额定励磁电流

$$I_f = \frac{U}{R_f} = \frac{110}{27.5} = 4\text{A}$$

额定电枢电流

$$I_a = I - I_f = 238 - 4 = 234A$$

②直接启动时电枢回路启动电流的初始值

$$I_{st} = \frac{U}{R_a} = \frac{110}{0.04} = 2750A \approx 11I_a$$

当启动电流不超过额定电流 2 倍时,电枢回路串联的启动电阻

$$R_{st} = \frac{U}{I_{st}} - R_a = \frac{U}{2I_a} - R_a = \frac{110}{2 \times 234} - 0.04 = 0.195\Omega$$

答:①额定电流 I 为 238A,额定电枢电流 I_a 为 234A,额定励磁电流 I_f 为 4A;②直接启动时电流初始值 I_{st} 为 2750A,当启动电流不超过额定电流 2 倍时,电枢回路串联的启动电阻 R_{st} 最小为 0.195Ω。

四、知 识 拓 展

1. 互感器

(1)电压互感器:电压互感器(potential transformer)的作用是将高电压变换成低电压,然后送测量仪表或控制、保护设备,使仪表、设备和工作人员与高压电路隔离。

电压互感器的接线示意图如图 3-7(a)如示。被测电压 U_1 加在一次绕组(高压绕组)MN 两端,电压表(V)、功率表(W)的电压线圈并接在二次绕组(低压绕组)mn 两端。由于 $U_1 = \frac{N_1}{N_2}U_2 = K_u U_2$,所以测量时只要把电压表的实际读数乘上互感器的变比 K_u 就是被测电压 U_1。通常电压互感器的二次电压设计成标准 100V。电压互感器也可以接成三相使用。

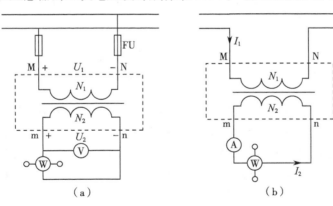

图 3-7　互感器接线示意图

(a)电压互感器;(b)电流互感器

由于电压互感器一次侧的电压比较高,为了安全,电压互感器的铁芯、金属外壳及低压绕组的一端都必须接地。另外,使用时二次绕组是连接高阻抗负载的(如电压表,电压线圈等),故应防止二次绕组短路。在一次侧通常装有熔断器以作短路保护。

(2)电流互感器:电流互感器(current transformer)的作用是将大电流变换为小电流,以便送测量仪表显示或送控制、保护设备作为检测信号。

电流互感器的接线如图 3-7(b)所示。一次绕组匝数很少,与被测电路相串联,使被测电流 I_1 从一次绕组流过,二次绕组匝数较多,电流表(A)或功率表(W)的电流线圈等与它串

联构成闭合回路。由于 $I_1 = \dfrac{N_2}{N_1}I_2 = K_i I_2$，所以测量时只要把电流表的实际读数乘上电流互感器变流比 K_i 就是被测电流 I_1。通常电流互感器二次额定电流设计成标准值5A。

电流互感器的铁芯和二次绕组一端必须接地以确保工作安全。同时，电流互感器在工作时二次绕组接低阻抗负载（如电流表、电流线圈），二次电流和二次绕组产生的磁通势与一次电流和一次绕组产生的磁通势平衡。当二次绕组开路时，二次电流为零，一次电流和一次绕组产生的磁通势使磁通增大，因而在二次绕组两端感应出较高电压，容易危及设备和人身安全。因此二次绕组不得开路。

2. 时间继电器　时间继电器（time relay）是指当加入（或去掉）输入的动作信号后，其输出电路需经过规定的准确时间才产生跳跃式变化（或触点动作）的一种继电器。时间继电器可分为通电延时型与断电延时型两种，符号如图3-8所示。按动作原理可分为空气阻尼型、电动型和电子型等多种。

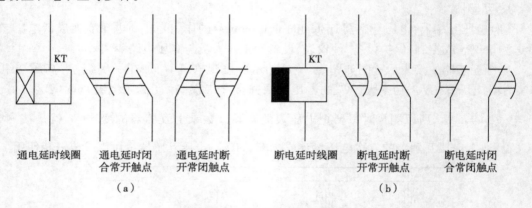

通电延时线圈　通电延时闭合常开触点　通电延时断开常闭触点　断电延时线圈　断电延时断开常开触点　断电延时闭合常闭触点

（a）　（b）

图3-8　时间继电器线圈与触点符号

（a）通电延时型；（b）断电延时型

早期在交流电路中常采用空气阻尼型时间继电器，它是利用空气通过小孔节流的原理来获得延时动作的。它由电磁系统、延时机构和触点三部分组成。目前最常用的为大规模集成电路控制的时间继电器，它利用电容充放电原理来实现延时动作。在交流电路中往往采用变压器来降压，集成电路作为核心器件，其输出采用小型电磁继电器，使得产品的性能及可靠性比早期的空气阻尼型时间继电器要好得多，产品的定时精度及可控性也提高很多。随着单片机的普及，目前各厂家相继采用单片机为时间继电器的核心器件，而且产品的可控性及定时精度完全可以由软件来调整，所以未来的时间继电器将会完全由单片机来取代。

时间继电器在自动控制系统、医学仪器中达到了广泛应用。如在X线机旋转阳极启动延时电路中，按下手闸第一挡时，旋转阳开始旋转，经过0.8秒延时后旋转阳极达到额定转速，这时延时触点接通控制电路，继续按下手闸第二档才能正式开始曝光，这里采用的是通电延时型时间继电器。

（陈建方）

第四章

半导体器件

一、学习目标

1. 掌握内容

（1）PN 结的形成及单向导电性。

（2）二极管的基本结构、特性曲线及主要参数。

（3）三极管的基本结构、特性曲线及主要参数。

2. 熟悉内容

（1）自由电子与空穴、多子与少子、扩散与漂移、空间电荷区。

（2）三极管电流放大作用。

（3）场效应管导电沟道、开启电压、夹断电压、转移特性、输出特性。

（4）场效应管与三极管的性能比较。

3. 了解内容

（1）半导体材料特性。

（2）选用器件的原则。

二、重要知识点

1. 半导体基础知识　半导体、本征半导体、杂质半导体、P 型半导体、N 型半导体、PN 结及其单向导体性。

（1）半导体：导电能力介于导体与绝缘体之间的物质称为半导体。常见的半导体有硅、锗、硒以及大多数金属氧化物和硫化物等，它们的最外层电子既不像导体那么容易挣脱原子核的束缚，也不像绝缘体那样被原子核束缚得那么紧。

（2）本征半导体：纯净的、不含杂质且具有晶体结构的半导体称为本征半导体。

（3）杂质半导体：在本征半导体中有意识地掺入某些杂质元素，就会使其导电能力大大增强，这种掺有杂质的半导体称为杂质半导体。

（4）P 型半导体：在本征半导体中掺入 3 价元素，使空穴的数目远大于自由电子数目的半导体称为 P 型半导体。

（5）N 型半导体：在本征半导体中掺入 5 价元素，使自由电子的数目远大于空穴数目的半导体称为 N 型半导体。

（6）PN 结及其单向导电性：当把 P 型半导体和 N 型半导体制作在一起时，在它们的交界面处,由于两侧的两种载流子浓度相差很大,因此每种载流子就会由浓度高的区域向浓度低的区域产生扩散运动。扩散到 P 区的自由电子与空穴复合,扩散到 N 区的空穴与自由电子复合,交界面附近多子的浓度下降,形成空间电荷区,其内形成了一个由 N 区指向 P 区的内电场,阻碍多子扩散运动,并促进少子漂移运动。当扩散运动和漂移运动达到动态平衡时,便形成了一定厚度的空间电荷区,称其为 PN 结。

PN 结正向偏置时,处于导能状态,其正向电流较大,正向电阻很小,可视为短路;PN 结反向偏置时,处于截止状态,其反向电流很小,可忽略,反向电阻很大,可视为开路,这就是 PN 结的单向导电性。

(1)二极管的基本结构:将 PN 结用外壳封装起来,并加上电极引线就构成了半导体二极管。由 P 区引出的电极为阳极,由 N 区引出的电极为阴极。按其结构的不同可以分为点接触型、面接触型和平面型三类。

(2)二极管的伏安特性:二极管两端的电压和通过它的电流之间的关系曲线称为二极管的伏安特性曲线。

(3)主要参数:最大整流电流 I_{OM},反向工作峰值电压 U_{RM},反向峰值电流 I_{RM},最高工作频率 f_M。

(4)特殊二极管:稳压二极管,发光二极管,光电二极管,变容二极管。

3. 晶体三极管　三极管的基本结构、电流放大作用、特性曲线及主要参数。

(1)三极管的基本结构:在纯净的半导体基片上,按生产工艺扩散掺杂制成两个紧密相关的 PN 结,分出发射区、基区和集电区三个区,引出发射极、基极和集电极三个极,封装在金属或塑料外壳内,便形成了三极管。按照组合方式的不同,可分为 NPN 型和 PNP 型两类。三极管的基区做得很薄,而且掺入杂质很少,其厚度只有几微米,发射区的杂质浓度最高,以便提供足够的载流子的数量,集电结的面积最大,掺入的杂质也很少,以利于载流子的收集。

(2)电流放大作用:当三极管满足发射结正向偏置,集电结反向偏置的条件时,发射极电流 I_E 等于集电极电流 I_C 与基极电流 I_B 之和。

$$I_E = I_C + I_B \qquad (4-1)$$

三极管的电流放大作用表现为集电极电流 I_C 比基极电流 I_B 要大许多倍,将 I_C 与 I_B 的比值称为三极管直流电流放大系数,用 $\overline{\beta}$ 表示,则有

$$\overline{\beta} = \frac{I_C}{I_B} \qquad (4-2)$$

基极电流的微小变化量 ΔI_B 也会引起集电极电流相应产生一个较大的变化量 ΔI_C。将 ΔI_C 与 ΔI_B 的比值称为三极管交流电流放大系数,用 β 表示,即

$$\beta = \frac{\Delta I_C}{\Delta I_B} \qquad (4-3)$$

三极管可将很小的基极电流放大为较大的集电极电流。此外,$\overline{\beta}$ 与 β 虽然含义不同,但在低频时数值上十分接近,故在低频放大电路中 $\beta \approx \overline{\beta}$。

(3)三极管电流放大作用的外部条件:发射结必须正向偏置,集电结必须反向偏置。

(4)三极管的特性曲线:是表示三极管各极间电压和电流之间的关系曲线,它是三极管内部特性的外部表现,是选择使用三极管、分析和设计三极管电路的基本依据。输入特性曲线是指三极管集电极与发射极之间的电压 U_{CE}($U_{CE} \geq 1V$)

$$I_B = f(U_{BE}) \mid U_{CE} = 常数 \qquad (4\text{-}4)$$

输出特性曲线是指基极电流 I_B 一定时,输出回路中集电极电流 I_C 与集电极-发射极之间的电压(即管压降) U_{CE} 的关系曲线,即

$$I_C = f(U_{CE}) \mid I_B = 常数 \qquad (4\text{-}5)$$

根据三极管的工作状态不同,可分为三个区域:截止区、放大区和饱和区。

(5)三极管的主要参数:电流放大系数 $\bar{\beta}$、β;集-基极反向截止电流 I_{CBO};集-基极反向截止电流 I_{CBO};集-射极反向截止电流 I_{CEO};集电极最大允许电流 I_{CM};集-射极反向击穿电压 U_{CEO};集电极最大允许耗散功率 P_{CM}。

4. 场效应管　场效应管是另一种对电信号具有放大作用的半导体器件,与三极管相似,也有三个电极,分别称为栅极、源极和漏极。场效应管是一种电压控制元件,而且其内部只有多数载流子参与导电,故又称之为单极型晶体管。

绝缘栅型场效应管有 N 沟道和 P 沟道两种类型(简称 NMOS 和 PMOS),每一类又可以分为增强型和耗尽型,因此 MOS 管有四种类型:N 沟道增强型管、N 沟道耗尽型管、P 沟道增强型管及 P 沟道耗尽型管。栅-源电压 U_{GS} 为零时漏极电流也为零的管子属于增强型管;栅-源电压 U_{GS} 为零时漏极电流不为零的管属于耗尽型管。

三、习题四解答

4-1　P 型半导体中多数载流子是(　　),少数载流子是(　　);N 型半导体中多数载流子是(　　),少数载流子是(　　)。

答:空穴;自由电子;自由电子;空穴。

4-2　二极管的正向电流是由(　　)载流子的(　　)运动形成的;反向电流是由(　　)载流子的(　　)运动形成的。

答:多数;扩散;少数;漂移。

4-3　二极管正向导通时,硅管的正向压降约为(　　),锗管的正向压降约为(　　)。

答:0.7V;0.3V

4-4　三极管按结构分为(　　)和(　　)两种类型,均具有两个 PN 结,即(　　)和(　　)。

答:NPN;PNP;发射结;集电结。

4-5　三极管有放大作用的外部条件是发射结(　　),集电结(　　)。

答:正偏;反偏。

4-6　三极管的发射结和集电结都正向偏置或反向偏置时,三极管的工作状态分别是(　　)和(　　)。

答:饱和状态;截止状态。

4-7　场效应管输出特性曲线的三个区域是(　　)、(　　)和(　　)。

答:恒流区;夹断区;可变电阻区。

4-8　场效应管工作在恒流区即放大状态时,漏极电流 I_D 主要取决于(　　)。

答:栅源电压 U_{GS}。

4-9　在图 4-1 所示的电路中,设二极管为理想状态,判断这些二极管是导通还是截止,并求输出端 A、B 间的电压。

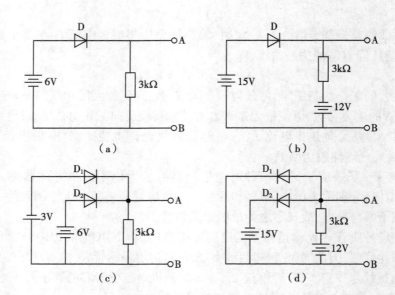

图 4-1　题 4-9 图

答：（a）二极管导通；$U_{AB} = 6V$；

（b）二极管截止；$U_{AB} = -15V$；

（c）D_1 截止，D_2 导通；$U_{AB} = 6V$；

（d）D_1 导通，D_2 导通；$U_{AB} = -15V$。

4-10　已知图 4-2 中，$u_I = 10\sin\omega t\text{V}$，$R_L = 1\text{K}\Omega$，试对应地画出二极管的电流 i_D、电压 u_D 以及输出电压 u_0 的波形，并在波形图上标出幅值，设二极管的正向压降和反向电流可以忽略。

答：当 u_I 为正半周时：$i_D = \dfrac{u_1}{R_L} = 10\sin\omega t\,\text{mA}$，$u_o = 10\sin\omega t\,V$，$u_D = 0V$；

当 EMBED Equation. 3^{w_I} 为负半周时：$i_D = 0$，$u_o = 0$，$u_D = 10\sin\omega t\,V$，则所得的波形图如图 4-3 所示。

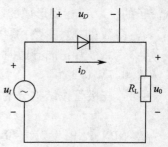

图 4-2　题 4-10 图 A

4-11　在图 4-4 中，已知电源电压 $U = 10V$，$R = 20\Omega$，$R_L = 1\text{K}\Omega$，稳压管的 $U_Z = 6V$，试求：

（1）稳压管中的电流 $I_Z = ?$

（2）当电源电压 U 升高到 12V 时，I_Z 将变为多少？

（3）当 U 仍为 10V，但 R_L 改为 $2\text{K}\Omega$ 时，I_Z 将变为多少？

解：（1）如题图 4-4 所示，则

$$I = \frac{V - U_Z}{R} = \frac{10 - 6}{200} = 20mA,$$

$$I_L = \frac{U_L}{R_L} = \frac{U_Z}{R_L} = \frac{6}{1} = 6mA;$$

$$I_Z = I - I_L = 20 - 6 = 14mA。$$

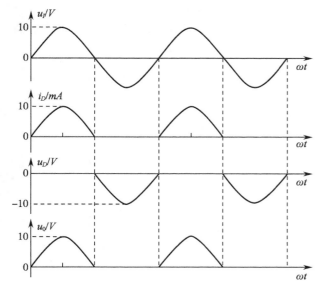

图 4-3　题 4-10 图 B

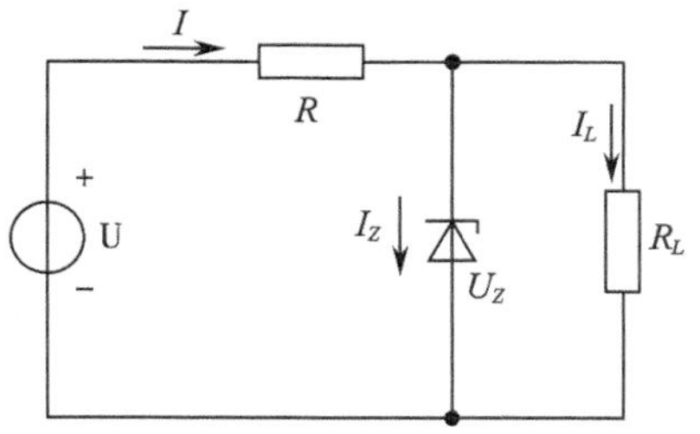

图 4-4　题 4-11 图

（2）如图 4-4 所示，$I = \dfrac{V - U_Z}{R} = \dfrac{12 - 6}{200} = 30mA$，$I_L = \dfrac{U_L}{R_L} = \dfrac{U_Z}{R_L} = \dfrac{6}{1} = 6mA$；

$$I_Z = I - I_L = 30 - 6 = 24mA。$$

（3）如图 4-4 所示，$I = \dfrac{V - U_Z}{R} = \dfrac{10 - 6}{200} = 20mA$，$I_L = \dfrac{U_L}{R_L} = \dfrac{U_Z}{R_L} = \dfrac{6}{2} = 3mA$；

$$I_Z = I - I_L = 20 - 3 = 17mA。$$

答：（1）稳压管稳定电流 $I_Z = 14mA$；（2）当电源电压 U 升高到 12V 时，$I_Z = 24mA$；（3）当 U 仍为 10V，但 R_L 改为 2KΩ 时，$I_Z = 17mA$。

4-12　三极管实现电流放大作用的内部条件是什么？

答：基区做得很薄，而且掺入杂质很少，其厚度只有几微米。发射区的杂质浓度最高，以便提供足够的载流子的数量。集电结的面积最大，掺入的杂质也很少，以利于载流子的收集。

4-13　试说明三极管输出特性曲线可分为哪几个区，各有什么特点？

答：（1）截止区：发射结电压 U_{BE} 小于开启电压（U_{BE} 常处于反向偏置），且集电结反向偏置。此时，发射区基本上没有载流子注入基区，故 $I_B = 0$，而 $I_C \leqslant I_{CEO}$。在近似分析中可以认为此时 $I_C \approx 0$，三极管 C、E 间相当于开路（高阻状态），则有 $U_{CE} = E_C$。这时的三极管无电流放大作用，相当于一个断开的开关。

（2）放大区：发射结正向偏置，集电结反向偏置。此时从发射区注入基区的电子绝大部分被集电结电场拉入集电区而形成 I_C，I_C 不再随 U_{CE} 而变化，几乎只由 I_B 决定，因而曲线近于水平（恒流区）。I_C 受 I_B 的控制，满足 $I_C = \bar{\beta} I_B$，$\triangle I_C = \beta \triangle I_B$，具有电流放大作用。在 I_B 等差变化时，输出特性曲线平行且等间距。

（3）饱和区：发射结和集电结均处于正向偏置。此时，$I_B \geqslant I_C / \beta$，失去了对 I_C 的控制作用，不再与 I_C 成比例关系，三极管已不具有电流放大作用。此时集电极与发射极之间电压

U_{CE}很小,称为饱和电压 U_{CES},而电流较大,相当于一个接通的开关。

4-14 测得某些电路中几个三极管各极的电位如图 4-5 所示,试判断三极管工作在截止区、放大区还是饱和区?

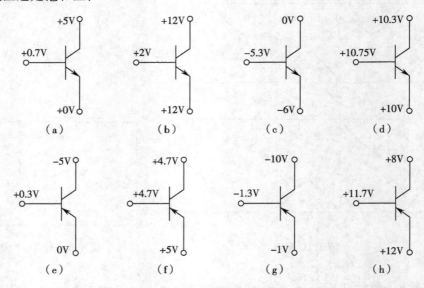

图 4-5 题 4-14 图

答:由图 4-5 所示有:

(a)$U_{be} = 0.7$V,$U_{bc} = -4.3$V,则该 NPN 管发射结正偏、集电结反偏,该管工作在放大区。

(b)$U_{be} = -10$V,$U_{bc} = -10$V,则该 NPN 管发射结、集电结都反偏,该管工作在截止区。

(c)$U_{be} = 0.7$V,$U_{bc} = -5.3$V,则该 NPN 管发射结正偏、集电结反偏,该管工作在放大区。

(d)$U_{be} = 0.75$V,$U_{bc} = 0.45$V,则该 NPN 管发射结正偏、集电结正偏,该管工作在饱和区。

(e)$U_{be} = 0.3$V,$U_{bc} = 5.3$V,则该 PNP 管发射结、集电结都反偏,该管工作在截止区。

(f)$U_{be} = -0.3$V,$U_{bc} = 0$V,则该 PNP 管发射结正偏、集电结零偏,该管工作在临界饱和区。

(g)$U_{be} = -0.3$V,$U_{bc} = 8.7$V,则该 PNP 管发射结正偏、集电结正偏,该管工作在放大区。

(h)$U_{be} = -0.3$V,$U_{bc} = 3.7$V,则该 PNP 管发射结正偏、集电结反偏,该管工作在放大区。

4-15 分别测得两个放大电路中三极管的各极电位如图 4-6(a)和(b)

答:依题意知,

(a)图,$U_{31} = 0.2$V,$U_{32} = -5.8$V,该管工作在放大区,则管子发射结正偏、集电结反偏,所以该管为 NPN 锗管,其管脚如题图 4-6(a)所示。

(b)图,$U_{32} = -0.7$V,$U_{31} = 4.3$V,该管工作在放大区,则管子发射结正偏、集电结反偏,所以该管为 PNP 硅管,其管脚如题图 4-6(b)所示。

4-16 试判断图 4-7 中各放大电路对正弦波信号有无放大作用?为什么?

答:由图 4-7 得,

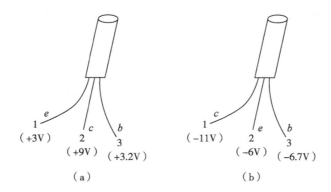

图 4-6　题 4-15 图

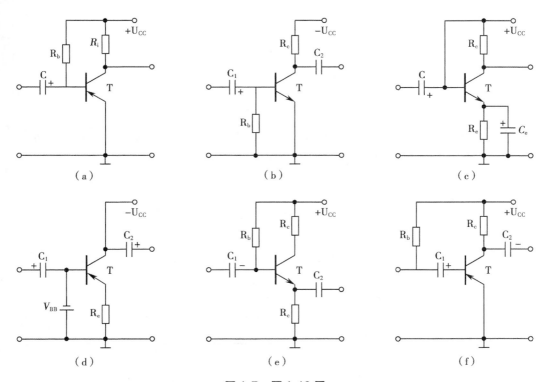

图 4-7　题 4-16 图

（a）为 PNP 型管,发射结不满足正偏条件,因此对正弦波信号无放大作用;

（b）为 NPN 型管,发射结不满足正偏条件,因此对正弦波信号无放大作用;

（c）为 NPN 型管,集电结不满足反偏条件,因此对正弦波信号无放大作用;

（d）为 NPN 型管,发射结不满足正偏条件,因此对正弦波信号无放大作用;

（e）为 NPN 型管,可以满足发射结正偏,集电结反偏的条件,因此对正弦波信号有放大作用;

（f）为 PNP 型管,C_1 隔断了基极直流通路,又发射结反偏,因此对正弦波信号无放大作用。

4-17　有两只三极管,一只 $\beta = 200$, $I_{CEO} = 200\mu A$;另一只 $\beta = 100$, $I_{CEO} = 10\mu A$,其余参数基本一致。你认为应选用哪只管子合适? 为什么?

答:选用 $\beta = 100$、$I_{CEO} = 10\mu A$ 的管子,因其 β 适中、I_{CEO} 较小,因而温度稳定性较另一只管子好。

4-18　已知两只三极管的电流放大系数 β 分别为 50 和 100,现测得放大电路中这两只管子两个电极的电流如图 4-8

答:图 4-9 所示

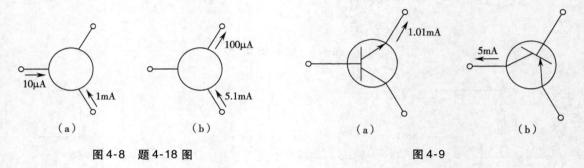

图 4-8　题 4-18 图　　　　　　　　　　图 4-9

放大倍数分别为 $\beta_a = 1mA/10\mu A = 100$ 和 $\beta_b = 5mA/100\mu A = 50$

4-19　已知场效应管的输出特性曲线如图 4-10 所示,画出它在恒流区的转移特性曲线。

答:在场效应管的恒流区作横坐标的垂线(如图 4-11(a)所示),读出其与各条曲线交点的纵坐标值及 u_{GS} 值,建立 $i_D = f(u_{GS})$ 坐标系,描点,连线,即可得到转移特性曲线,如图 4-11(b)所示。

4-20　场效应管和三极管比较有什么特点? 结型场效应管(junction field effect transistor,JFET)分为 N 沟道和 P 沟道两种类型,图 4-12(a)是 N 沟道管的实际结构图,图(b)为它们的符号。

图 4-13 所示为 N 沟道结型场效应管的结构示意图。图中,在同一块 N 型半导体上制作两个高掺杂的 P 区,并将它们连接在一起,所引出的电极称为栅极 g,N 型半导体的两端分别引出两个电极,一个称为漏极 d,一个称为源极 s。P 区与 N 区交界面形成耗尽层,漏极与源极间的非耗尽层区域称为导电沟道。

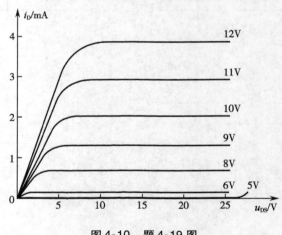

图 4-10　题 4-19 图

四、知识拓展

1. 结型场效应管的工作原理　为使 N 沟道结型场效应管正常工作,应在其栅-源之间加负向电压(即 $u_{GS} < 0$),以保证耗尽层承受反向电压;在漏-源之间加正向电压 u_{DS},以形成漏极电流 i_D。$u_{GS} < 0$,既保证了栅-源之间内阻很高的特点,又实现了 u_{GS} 对沟道电流的控制。

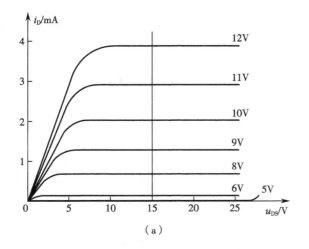
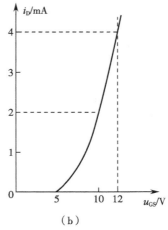

（a）　　　　　　　　　　　　　　　（b）

图 4-11

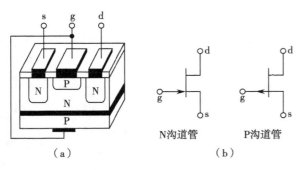

图 4-12　结型场效应管的结构和符号
（a）结构；（b）符号

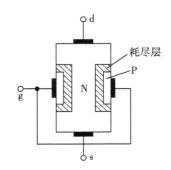

图 4-13　N 沟道结型场效应管的
结构示意图

下面通过栅-源电压 u_{GS} 和漏-源电压 u_{DS} 对导电沟道的影响,来说明管子的工作原理。

（1）当 $u_{DS}=0$（即 d、s 短路）时, u_{GS} 对导电沟道的控制作用:当 $u_{GS}=0$ 时,耗尽层很窄,导电沟道很宽,如图 4-14（a）所示;当 $|u_{GS}|$ 增大时,耗尽层加宽,沟道变窄,如图 4-14（b）所示;当 $|u_{GS}|$ 增大到某一数值时,耗尽层闭合,沟道消失,如图 4-14（c）所示,沟道电阻趋于无穷大,称此时 u_{GS} 的值为夹断电压 $U_{GS(off)}$。

（2）当 u_{GS} 为 $U_{GS(off)}\sim 0$ 中某一固定值时, u_{DS} 对漏极电流 i_D 的影响:若 $u_{DS}=0$,则虽然存在由 u_{GS} 所确定的一定宽度的导电沟道,但由于 d-s 间电压为零,多子不会产生定向移动,因而漏极电流 i_D 为零;若 $u_{DS}>0$,则有电流 i_D 从漏极流向源极,从而使沟道中各点与栅极间的电压不再相等,而是沿沟道从源极到漏极逐渐增大,造成靠近漏极一边的耗尽层比靠近源极一边的宽,换言之,靠近漏极一边的导电沟道比靠近源极一边的窄,如图 4-15（a）所示。

因为栅-漏电压 $u_{GD}=u_{GS}-u_{DS}$,所以当 u_{DS} 从零逐渐增大时, u_{GD} 逐渐减小,靠近漏极一边的导电沟道必将随之变窄。但是,只要栅-漏间不出现夹断区域,沟道电阻仍将基本上决定于栅-源电压 u_{GS},因此,电流 i_D 将随 u_{DS} 的增大而线性增大, d-s 呈现电阻特性。而一旦 u_{DS} 的增大使 u_{GD} 等于 $U_{GS(off)}$,则漏极一边的耗尽层就会出现夹断区,如图 4-15（b）所示,称

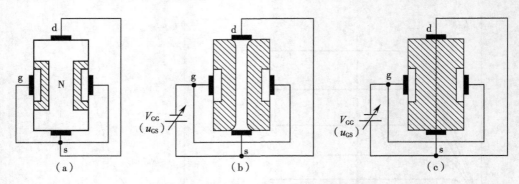

图 4-14 $u_{DS}=0$ 时 u_{GS} 对导电沟道的控制作用

(a)$u_{GS}=0$ (b)$U_{GS(off)}<u_{GS}<0$ (c)$u_{GS}\leqslant U_{GS(off)}$

$u_{GD}=U_{GS(off)}$ 为预夹断。若 u_{DS} 继续增大,则 $u_{GD}<U_{GS(off)}$,耗尽层闭合部分将沿沟道方向延伸,即夹断区加长,见图 4-15(c)所示。这时,一方面自由电子从漏极向源极定向移动所受阻力加大(只能从夹断区的窄缝以较高速度通过),从而导致 i_D 减小;另一方面,随着 u_{DS} 的增大,d-s 间的纵向电场增强,也必然导致 i_D 增大。实际上,上述 i_D 的两种变化趋势相抵消,u_{DS} 的增大几乎全部降落在夹断区,用于克服夹断区对 i_D 形成的阻力。因此,从外部来看,在 $u_{GD}<U_{GS(off)}$ 的情况下,当 u_{DS} 增大时 i_D 几乎不变,即 i_D 几乎仅决定于 u_{GS},表现出 i_D 的恒流特性。

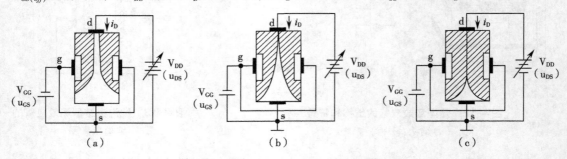

图 4-15 $U_{GS(off)}<u_{GS}<0$ 且 $u_{DS}>0$ 的情况

(a)$u_{GD}>U_{GS(off)}$ (b)$u_{GD}=U_{GS(off)}$ (c)$U_{GD}<U_{GS(off)}$

(3)当 $u_{GD}<U_{GS(off)}$ 时,u_{GS} 对 i_D 的控制作用:在 $u_{GD}=u_{GS}-u_{DS}<U_{GS(off)}$,即 $u_{DS}>u_{GS}-U_{GS(off)}$ 的情况下,当 U_{DS} 为一常量时,对应于确定的 u_{GS},就有确定的 i_D。此时,可以通过改变 u_{GS} 来控制 i_D 的大小。由于漏极电流受栅-源电压的控制,故称场效应管为电压控制元件。与三极管用 $\beta=\dfrac{\Delta i_C}{\Delta i_B}$ 来描述动态情况下基极电流对集电极电流的控制作用相类似,场效应管用 g_m 来描述动态的栅-源电压对漏极电流的控制作用,g_m 称为低频跨导

$$g_m=\frac{\Delta i_D}{\Delta u_{GS}}$$

由以上分析可知:在 $u_{GD}=u_{GS}-u_{DS}>U_{GS(off)}$ 的情况下,即当 $u_{DS}<u_{GS}-U_{GS(off)}$(g-d 间未出现夹断)时,对应于不同的 u_{GS},d-s 间等效成不同阻值的电阻;当 u_{DS} 使 $u_{GD}=U_{GS(off)}$ 时,d-s 之间预夹断;当 u_{DS} 使 $u_{GD}<U_{GS(off)}$ 时,i_D 几乎仅仅决定于 u_{GS},而与 u_{DS} 无关。此时,可以把 i_D 近似看成 u_{GS} 控制的电流源。

2. 结型场效应管的特性曲线

(1)输出特性曲线:输出特性曲线描述当栅-源电压 u_{GS} 为常量时,漏极电流 i_D 与漏-源电压 u_{DS} 之间的函数关系,即

$$i_D = f(u_{DS})\big|_{u_{GS}=常数}$$

对应于一个 u_{GS},就有一条曲线,因此输出特性为一族曲线,如图 4-16 所示。

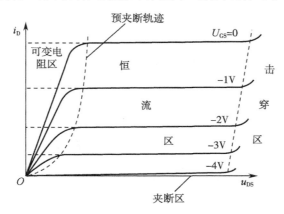

图 4-16　场效应管的输出特性

场效应管有三个工作区域:

1)可变电阻区(也称非饱和区):图中的虚线为预夹断轨迹,它是各条曲线上使 $u_{DS} = u_{GS} - U_{GS(off)}$[即 $u_{GD} = U_{GS(off)}$]的点连接而成的。u_{GS} 越大,预夹断时的 u_{DS} 值也越大。预夹断轨道的左边区域称为可变电阻区,该区域中曲线近似为不同斜率的直线。当 u_{GS} 确定时,直线的斜率也同时被确定,直线斜率的倒数为 d-s 间的等效电阻。因而在此区域中,可以通过改变 u_{GS} 的大小(即压控的方式)来改变漏-源电阻的阻值,故称之为可变电阻区。

2)恒流区(也称饱和区):图中预夹断轨迹的右边区域为恒流区。当 $u_{DS} > u_{GS} - U_{GS(off)}$[即 $u_{GD} < U_{GS(off)}$]时,各曲线近似为一组横轴的平行线。当 u_{DS} 增大时,i_D 仅略有增大。因而可将 i_D 近似为电压 u_{GS} 控制的电流源,故称该区域为恒流区。利用场效应管作放大管时,应使其工作在该区域。

3)夹断区:当 $u_{GS} < U_{GS(off)}$ 时,导电沟道被夹断,$i_D \approx 0$,即图中靠近横轴的部分,称为夹断区。一般将使 i_D 等于某一很小电流(如 $5\mu A$)时的 u_{GS} 定义为夹断电压 $U_{GS(off)}$。

另外,当 u_{DS} 增大到一定程度时,漏极电流会骤然增大,管子将被击穿。由于这种击穿是因栅-源间耗尽层破坏而造成的,因而如果栅-漏击穿电压为 $U_{(BR)GD}$,则漏-源击穿电压 $U_{(BR)DS} = u_{GS} - U_{(BR)GD}$,所以当 u_{GS} 增大时,漏-源击穿电压将增大。

(2)转移特性:转移特性曲线描述当漏-源电压 U_{DS} 为常量时,漏极电流 i_D 与栅-源电压 u_{GS} 之间的函数关系,即

$$i_D = f(u_{GS})\big|_{u_{DS}=常数}$$

当场效应管工作在恒流区时,由于输出特性曲线可近似为横轴的一组平行线,所以可以用一条转移特性曲线代替恒流区的所有曲线。在输出特性曲线的恒流区中做横轴的垂线,读出垂线与各曲线交点的坐标值,建立 u_{GS}、i_D 坐标系,连接各点所得曲线就是转移特性曲线,如图 4-17 所示。可见转移特性曲线与输出特性曲线有严格的对应关系。

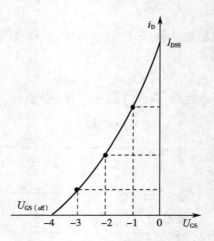

图4-17　场效应管的转移特性曲线

根据半导体物理中对场效应管内部载流子的分析可以得到恒流区中 i_D 的近似表达式为：

$$i_D = I_{DSS} \left(1 - \frac{u_{GS}}{U_{GS(off)}} \right)^2 \left(U_{GS(off)} < u_{GS} < 0 \right)$$

当管子工作在可变电阻区时，对于不同的 U_{DS}，转移特性曲线将有很大差别。

应当指出，为保证结型场效应管栅-源间的耗尽层加反向电压，对于 N 沟道管，$u_{GS} \leqslant 0$；对于 P 沟道管，$u_{GS} \geqslant 0$。

（沈启斌）

第五章 ◀◀◀

基本放大电路

一、学习目标

1. 掌握内容

（1）基本放大电路的组成及主要性能指标。

（2）基本放大电路的直流通路、交流通路及微变等效电路的画法。

（3）基本放大电路的静态、动态分析方法及性能指标计算。

（4）静态工作点稳定的基本原理和分析方法。

2. 熟悉内容

（1）射极输出器的电路组成、输入输出特点。

（2）射极输出器静态和动态的分析方法及性能指标计算。

3. 了解内容

（1）多级放大电路的耦合方式及多级阻容耦合放大电路的特点。

（2）场效应管放大电路的组成和工作原理。

二、重要知识点

1. 放大电路的基本概念

（1）基本放大电路的组成：用来对电信号进行放大的电路称为放大电路。

放大电路中除有源器件外，还应有提供放大电路正常工作所需直流工作点的偏置电路以及信号源与放大电路、放大电路与负载、级与级之间耦合电路等。

为使放大电路不失真地放大输入信号，组成放大电路时必须遵循以下原则：

1）直流电源的设置：必须使发射结处于正向偏置，集电结处于反向偏置，晶体管处于放大状态。

2）输入信号：需加到晶体管的输入端上，放大后能顺利地从输出端取出。即保证信号电路畅通。

3）具有合适的静态工作点：须在没有外加信号时，使晶体管不仅处于放大状态，还要有一个合适的直流工作电压和电流，称之为合理地设置静态工作点，以保证信号不失真地被放大。

（2）放大电路的工作情况

1）输入交流信号：电路中各个电量（u_{BE}、i_B、i_C、u_{CE}）都是由直流分量（U_{BE}、I_B、I_C、U_{CE}）和

交流分量(u_i、i_b、i_c、u_{ce})叠加而成的。因此,交直流共存是放大电路的一个特点。

2)输入信号与输出信号的关系:当 u_i 增加时,i_b 增加,i_c 增加,u_{ce}(u_o)减小;反之,当 u_i 减小时,i_b 减小,i_c 减小,u_{ce}(u_o)增加。即 u_o 与 u_i 总是反相关系。

(3)放大电路的性能指标

1)电压放大倍数 A_u
$$A_u = \frac{\dot{U}_o}{\dot{U}_i} \tag{5-1}$$

2)输入电阻 r_i
$$r_i = \frac{\dot{U}_i}{\dot{I}_i} \tag{5-2}$$

3)输出电阻 r_o
$$r_o = \frac{\dot{U}_o}{\dot{I}_o} \qquad (R_L \text{ 开路},\dot{U}_s = 0) \tag{5-3}$$

4)放大电路的通频带 f_{bw}
$$f_{bw} = f_H - f_L \tag{5-4}$$

2. 放大电路的基本分析方法

(1)静态分析:放大电路输入信号 $u_i = 0$ 时的工作状态称为静态。

静态分析就是确定电路中的 I_B、I_C、U_{CE},常采用下列两种方法进行分析。

1)估算法:估算法是利用放大电路的直流通路计算静态值。

$$I_B = \frac{U_{CC} - U_{BE}}{R_B} \approx \frac{U_{CC}}{R_B} \tag{5-5}$$

$$I_C = \bar{\beta} I_B \approx \beta I_B \tag{5-6}$$

$$U_{CE} = U_{CC} - I_C R_C \tag{5-7}$$

2)图解法:根据晶体管的输出特性曲线,用作图的方法求静态值称为图解法。

①用估算法求出基极电流 I_B:$I_B \approx U_{CC}/R_B$

②作直流负载线,求静态工作点 Q 得:$I_C = -\dfrac{1}{R_C}U_{CE} + \dfrac{U_{CC}}{R_C}$

这是一个直线方程,由工作点 Q 便可在坐标上查得静态值 I_C 和 U_{CE}。

(2)动态分析:放大电路的动态是指放大电路输入交流信号以后的工作状态。此时,放大电路中电流和电压都是交流量与直流量的叠加,即

$$i_B = I_B + i_b \tag{5-8}$$

$$i_C = I_C + i_c \tag{5-9}$$

$$u_{CE} = U_{CE} + u_{ce} \tag{5-10}$$

动态分析就是在静态值确定后,只考虑电流和电压的交流分量,分析信号的传输情况,通常采用微变等效电路法。

1)微变等效电路法:微变等效电路法就是在小信号工作情况下,将非线性的晶体管用一线性电路来等效代替,然后用分析线性电路的方法,对放大电路进行分析。

$$r_{be} = 300\Omega + (1 + \beta)\frac{26(\text{mV})}{I_E(\text{mA})}\Omega \tag{5-11}$$

$$A_u = -\beta\frac{R_C}{r_{be}} \tag{5-12}$$

$$r_i = r_{be} \tag{5-13}$$

$$r_\text{o} = R_\text{C} \tag{5-14}$$

2）放大电路的非线性失真：放大电路除了要有足够的放大倍数外，还要保证输出信号不失真，即输出信号的波形尽可能与输入信号波形一致。

①截止失真：因信号进入晶体管的截止区引起的失真称为截止失真。

②饱和失真：因信号进入晶体管的饱和区引起的失真称为饱和失真。

为了避免非线性失真，必须要有一个合适的静态工作点，通常将工作点 Q 选在交流负载线的中央，这样既能避免非线性失真，又可以增大动态输出范围。另外，限制输入信号 u_i 的大小也是避免非线性失真的一个途径。

3．静态工作点稳定电路　基本交流放大电路的静态工作点极易受温度等因素的影响而上、下移动，造成输出动态范围减小或引起非线性失真。因此，稳定静态工作点十分重要，即当温度等因素变化时，保持集电极电流 I_C 基本不变。为此常采用分压式偏置放大电路，它可以根据温度变化，自动调节基极电流 I_B，以削弱温度对集电极电流 I_C 的影响，使工作点基本稳定。

分压式偏置电路稳定静态工作点的过程可表示为

$$温度\ T\uparrow \rightarrow I_\text{C}\uparrow \rightarrow I_\text{E}\uparrow \rightarrow V_\text{E}\uparrow(I_\text{E}R_\text{E})\uparrow \rightarrow U_\text{BE}\downarrow \rightarrow I_\text{B}\downarrow$$

$$I_\text{C}\downarrow$$

学习过程中要注意放大电路直流通路、交流通路及微变等效电路的画法，因为只要画出电路的直流通路及微变等效电路，就可以用电路分析的方法列出有关方程，求得放大电路的静态工作点、电压放大倍数、输入电阻和输出电阻。在直流通路中电容器视为开路，在交流通路中电容器视为短路。

4．射极输出器　将输入信号加在基极和地（集电极）之间，而输出信号从发射极和地（集电极）之间取出，集电极是输入、输出的公共端，因此，这种放大电路是三极管共集电极接法，简称为共集放大电路。由于信号从三极管发射极输出，故又称为射极输出器。

（1）射极输出器工作状态分析

1）电路的组成：根据放大电路的组成原则，晶体管应工作在放大区，即 $u_{BE} > U_{on}$，$u_{CE} \geqslant u_{BE}$，集电极是输入回路和输出回路的公共端。

2）静态分析

$$I_\text{BQ} = \frac{U_\text{CC} - U_\text{BEQ}}{R_\text{b} + (1+\beta)R_\text{e}} \tag{5-15}$$

$$I_\text{EQ} = (1+\beta)I_\text{BQ} \tag{5-16}$$

$$U_\text{CEQ} = U_\text{CC} - I_\text{EQ}R_\text{e} \tag{5-17}$$

3）动态分析

$$A_u = \frac{(1+\beta)R_e}{r_{be} + (1+\beta)R_e} \approx 1 \tag{5-18}$$

$$r_\text{i} = R_\text{b} /\!/ [r_\text{be} + (1+\beta)R_\text{e}] \tag{5-19}$$

$$r_\text{o} = R_e /\!/ \frac{R_\text{b} + r_\text{be}}{1+\beta} \tag{5-20}$$

(2)射极输出器的特点

1)从式5-18可以得出,射极输出器的电压放大倍数恒小于1,但接近于1。

2)式5-19与式5-13相比可得出,射极输出器的输入电阻远高于共射放大电路的输入电阻。

3)从式5-20可以得出,射极输出器的输出电阻较低。

(3)射极输出器的应用:射极输出器输入电阻高,可减小对信号源电流的吸取,使信号源的负担较轻,因此常用作多级放大电路的输入级;输出电阻低,电压放大倍数随负载的变化小,这说明电路的输出电压稳定,带负载能力强,因此也常用作多级放大电路的输出级。另外,利用 r_i 大、r_o 小以及 $A_u \approx 1$ 的特点,射极输出器也常作隔离级,以隔断前级电路与后级电路或信号与负载之间的相互影响。

5. 多级放大电路 在信号非常微小时,为得到较大的输出信号电压,必须将若干个单级放大电路连接起来,组成多级放大电路。

(1)级间耦合方式:常用的耦合方式有以下几种

1)阻容耦合;

2)直接耦合;

3)变压器耦合;

4)光电耦合。

(2)阻容耦合多级放大电路

1)静态工作点:由于各级静态工作点相互独立,所以可按照基本交流放大电路的计算方法,分别计算各级的静态工作点。

2)电压放大倍数: $$A_u = A_{u1} \times A_{u2} \times \cdots \times A_{un} \qquad (5-21)$$

3)输入电阻和输出电阻:输入电阻:一般是输入级的输入电阻;输出电阻:一般是输出级的输出电阻。

(3)多级放大电路的频率特性:在多级放大电路中,由于三极管的结电容和耦合电容都增加了,在高、低端频率上对电压放大倍数的影响会更加明显,导致通频带要比单级放大电路更窄。所以多级放大电路的电压放大倍数虽然提高了,但是通频带却变窄了。

6. 场效应管放大电路 场效应管是通过栅-源之间电压 u_{GS} 来控制漏极电流 i_D,因此,它和晶体管一样可以实现能量的控制,构成放大电路。

(1)共源极分压偏置电路;

(2)场效应管放大电路的简单分析。

三、习题五解答

5-1 试判断题图5-1中各放大电路对正弦波信号有无放大作用?为什么?

答:(a)三极管是PNP型,偏置电源极性设置错误,故对正弦波无放大作用。

(b)基极与发射极回路无直流偏置,故对正弦波无放大作用。

(c)电路基极与集电极之间短路,该三极管的作用只相当一个二极管,故对正弦波无放大作用。

(d)电路直流偏置设置合理,对正弦波信号有放大作用。

(e)电路是射极输出器,对正弦波信号有电流放大作用,电压放大倍数近似等于1。

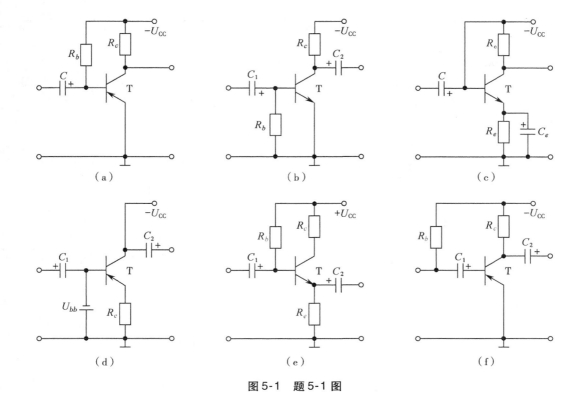

图 5-1　题 5-1 图

(f) 该电路将基极电阻 R_b 接在电容 C_1 左侧,如果正弦波输入信号是纯交流,电路有放大作用,如果正弦波信号中含有直流成分,该直流成分通过 R_b 就可能对静态工作点产生影响,电路就不能正常工作,输出波形就会产生失真的可能。

5-2　三极管电压放大器设置静态工作点的目的是(　　　　)。

答:三极管静态工作点处在放大区合适的位置,使输出波形不失真。

5-3　三极管放大电路如习题图 5-2 所示,已知 $U_{CC} = 12V$, $R_C = 4k\Omega$, $R_B = 300k\Omega$, $\beta = 37.5$,试用估算法求静态工作点(I_B、I_C、U_{CE})。

解:
$$I_B \approx \frac{U_{CC}}{R_B} = \frac{12}{300 \times 10^3} = 4 \times 10^{-5}A = 40\mu A$$

$$I_C \approx \beta I_B = 37.5 \times 40 \times 10^{-6} = 1.5 \times 10^{-3}A = 1.5mA$$

$$U_{CE} \approx U_{CC} - I_C R_C = 12 - 1.5 \times 10^{-3} \times 4 \times 10^3 = 6V$$

答:放大电路的静态工作点为 $I_B \approx 40\mu A$; $I_C = 1.5mA$; $U_{CE} \approx 6V$。

5-4　基本交流放大电路如题图 5-2 所示,如果增大负载电阻 R_L,则放大电路的直流负载线的斜率将(　　　　),电压放大倍数将(　　　　),输入电阻将(　　　　),输出电阻将(　　　　)。

答:变小;增大;不变;增大。

5-5　为调整放大器的静态工作点,使之上移,应该使基极偏置电阻 R_B 电阻值(　　　　)。

答:变小。

5-6　如果静态工作点设置不当,则可能引起(　　　　)。

答:截止失真、饱和失真或两者失真同时发生。

5-7　交流负载线是一条通过静态工作点 Q,比直流负载线更(　　)一些的直线,R'_{L} 越小,交流负载线越(　　)。

答:陡;陡。

5-8　放大电路如习题图 5-3 所示,三极管为 3AX21,它的 $\beta=40$。①求静态工作点处的 I_{B}、I_{C} 和 U_{CE};②若电路中的三极管损坏,换上一只 $\beta=80$ 的三极管,问电路能否正常放大。为什么?

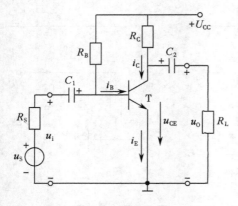　　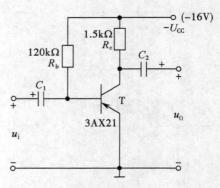

图 5-2　题 5-3 图　　　　　　　　　　图 5-3　题 5-8 图

解:①
$$I_{\mathrm{B}} \approx \frac{U_{\mathrm{CC}}}{R_{\mathrm{B}}} = \frac{-16}{120 \times 10^3} = -0.13 \times 10^{-3}\mathrm{A} = -130\mu\mathrm{A}$$

$$I_{\mathrm{C}} \approx \beta I_{\mathrm{B}} = 40 \times (-1.3 \times 10^{-4}) = -5.2 \times 10^{-3}\mathrm{A} = -5.2\mathrm{mA}$$

$$U_{\mathrm{CE}} \approx U_{\mathrm{CC}} - I_{\mathrm{C}}R_{\mathrm{C}} = -16 - (-5.2 \times 10^{-3}) \times 1.5 \times 10^3 = -8.2\mathrm{V}$$

②若 $\beta=80$

$$I_{\mathrm{C}} \approx \beta I_{\mathrm{B}} = 80 \times (-1.3 \times 10^{-4}) = -10.4 \times 10^{-3}\mathrm{A} = -10.4\mathrm{mA}$$

$$U_{\mathrm{CE}} \approx U_{\mathrm{CC}} - I_{\mathrm{C}}R_{\mathrm{C}} = -16 - (-10.4 \times 10^{-3}) \times 1.5 \times 10^3 = -0.4\mathrm{V}$$

答:①放大电路的静态工作点为 $I_{\mathrm{B}} \approx -130\mu\mathrm{A}$;$I_{\mathrm{C}} = -5.2\mathrm{mA}$;$U_{\mathrm{CE}} \approx -8.2\mathrm{V}$;②三极管不能起放大作用,因为 $U_{\mathrm{CE}} = -0.4\mathrm{V}$,三极管是处在饱和状态。

5-9　某继电器的吸动电流为 6mA,将该继电器接于三极管放大电路集电极回路中,若三极管 $\beta=50$,问基极电流要多大继电器才会吸合?

解:
$$I_{\mathrm{B}} \approx I_{\mathrm{C}}/\beta = 6 \times 10^{-3}/50 = 1.2 \times 10^{-3}\mathrm{A} = 120\mu\mathrm{A}$$

答:基极电流要 120μA 继电器才会吸合。

5-10　电路如题图 5-4(a) 所示,$R_{\mathrm{B}}=510\mathrm{K}\Omega$,$R_{\mathrm{C}}=10\mathrm{K}\Omega$,$R_{\mathrm{L}}=1.5\mathrm{K}\Omega$,$U_{\mathrm{CC}}=10\mathrm{V}$。三极管的输出特性如题图 6-4(b) 所示。①试用图解法求出电路的静态工作点,并分析该工作点选得是否合适;②在 U_{CC} 和三极管不变的情况下,为了把 U_{CE} 提高到 5V 左右,可以改变哪些参数? 如何改变? ③在 U_{CC} 和三极管不变的情况下,为了使 $I_{\mathrm{C}}=2\mathrm{mA}$,$U_{\mathrm{CE}}=2\mathrm{V}$,如何改变参数?

解:① $I_{\mathrm{B}} \approx \dfrac{U_{\mathrm{CC}}}{R_{\mathrm{B}}} = \dfrac{10}{510 \times 10^3} \approx 0.02 \times 10^{-3}\mathrm{A} = 20\mu\mathrm{A}$

可见静态工作点选择不合适,偏低。

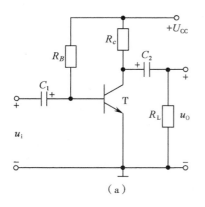 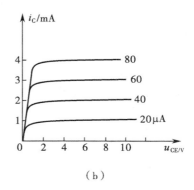

（a）　　　　　　　　　　　（b）

图 5-4　题 5-10 图

②在 U_{CC} 和三极管不变的情况下，为了把 U_{CE} 提高到 5V 左右，可以改变哪些参数？如何改变？

依题意可知 $U_C = U_{CC} - U_{CE} = 5V$，同时为了使输入电路处于最佳放大状态，可从根据输出曲线中取 $I_C = 2.5mA$，故

$$R_C \approx U_C/I_C = 5/2.5 \times 10^{-3} = 2K\Omega \qquad R_C 变小。$$

$$I_B = I_C/\beta = 2.5 \times 10^{-3}/50 = 50\mu A \qquad R_B \approx U_{CC}/I_B = 10/5 \times 10^{-5} = 200K\Omega$$

则 R_B 值变小。

（由特性曲线中在 $I_B = 20\mu A$ 对应得到：$I_C = 1mA$，故 $\beta = 50$）

③在 U_{CC} 和三极管不变的情况下，为了使 $I_C = 2mA$，$U_{CE} = 2V$，如何改变参数？

$$R_C = \frac{U_{CC} - U_{CE}}{I_C} = \frac{10 - 2}{2 \times 10^{-3}} = 4 \times 10^3 \Omega$$

则：R_C 值改变为 $4 \times 10^3 \Omega$

$$I_B = I_C/\beta = 2000/50 = 40\mu A \qquad R_B \approx U_{CC}/I_B = 10/4 \times 10^{-5} = 250k\Omega$$

答：①静态工作点选择不合适，偏低；②可以改变 R_B、R_C 其值分别为 $200K\Omega$ 和 $2K\Omega$；③应改变 R_C、R_B，其值分别为 $R_C = 4k\Omega$，$R_B = 250k\Omega$。

5-11　设题图 5-5 电路中三极管为硅管，$\beta = 80$。①估算静态工作点；②求 r_{be}；③画出放大电路的交流等效电路；④求电压放大倍数 A_u，输入电阻 R_i 和输出电阻 R_o。

解：①估算静态工作点

$$I_B \approx \frac{U_{CC}}{R_B} = \frac{12}{560 \times 10^3} \approx 0.0214 \times 10^{-3}A = 21.4\mu A$$

$$I_C \approx \beta I_B = 80 \times 21.4 \times 10^{-6} = 1.7 \times 10^{-3}A = 1.7mA$$

$$U_{CE} \approx U_{CC} - I_C R_C = 12 - 1.7 \times 10^{-3} \times 5 \times 10^3 = 3.5V$$

②求 r_{be}

$$I_E = I_C + I_B \approx I_C = 1.7mA$$

$$r_{be} = 300\Omega + (1 + \beta)\frac{26(mV)}{I_E(mA)}\Omega = \left(300 + 71 \times \frac{26}{1.7}\right)\Omega \approx 1.54k\Omega$$

③画出放大电路的交流等效电路（略）

④求电压放大倍数 A_u,输入电阻 R_i 和输出电阻 R_o。

$$A_u = \frac{\dot{U}_o}{\dot{U}_i} = -\beta \frac{R'_L}{r_{bc}} = -80 \times \frac{2.5 \times 10^3}{1.54 \times 10^3} = 130 \quad (R'_L = R_C // R_L = 2.5\text{k}\Omega)$$

$$R_i \approx r_{be} = 1.54\text{K}\Omega \quad R_o = R_L = 5\text{k}\Omega$$

答:①静态工作 I_B、I_C、U_{CE} 其值分别为 21.4μA、1.7mA 和 3.5V;②r_{be} 等于 1.54kΩ;③略;④电压放大倍数为 130、输入电阻为 1.54 kΩ、输出电阻为 5kΩ。

5-12　三极管放大电路如题图 5-6 所示,已知 $U_{CC} = 12\text{V}$,$R_{B1} = 33\text{k}\Omega$,$R_{B2} = 10\text{k}\Omega$,$R_C = R_L = R_E = R_S = 3\text{k}\Omega$,$U_{BE} = 0.7\text{V}$,$\beta = 50$。①试求静态值 I_B、I_C 和 U_{CE};②画出微变等效电路;③计算放大电路的输入电阻 r_i 和输出电阻 r_o;④计算电压放大倍数 A_u。

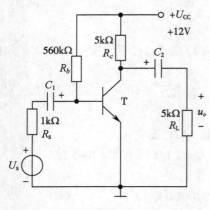

图 5-5　图 5-11 图

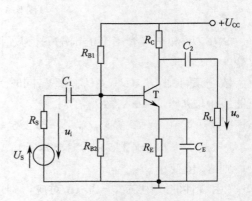

图 5-6　题 5-12 图

解:①试求静态值 I_B、I_C 和 U_{CE}

$$V_B \approx \frac{R_{B2}}{R_{B1} + R_{B2}} U_{CC} = \frac{10 \times 10^3}{(33 + 10) \times 10^3} \times 12 = 2.8\text{V}$$

$$I_C \approx I_E = \frac{V_B - U_{BE}}{R_E} = \frac{2.8 - 0.7}{3 \times 10^3} = 0.7 \times 10^{-3}\text{A} = 0.7\text{mA}$$

$$I_B = \frac{I_C}{\beta} = \frac{0.7}{50} = 14 \times 10^{-3}\text{mA} = 14\mu\text{A}$$

$$U_{CE} = U_{CC} - I_C(R_C + R_E) = 12 - 0.7 \times 10^{-3} \times (3+3) \times 10^3\text{V} = 7.8\text{V}$$

②画出微变等效电路;(略)

③计算放大电路的输入电阻 r_i 和输出电阻 r_o;

$$r_{be} = 300\Omega + (1 + \beta)\frac{26(\text{mV})}{I_E(\text{mA})}\Omega = \left(300 + 50 \times \frac{26}{0.7}\right)\Omega = 2.2\text{k}\Omega$$

$$r_i = R_{B1} // R_{B2} // r_{be} = (33 // 10 // 2.2)\text{k}\Omega \approx 1.7\text{k}\Omega$$

$$r_o = R_C = 3\text{k}\Omega$$

④计算电压放大倍数 A_u

$$A_u = -\beta \frac{R'_L}{r_{be}} = -50 \times \frac{3 // 3}{2.2} \approx -34$$

答:①静态工作 I_B、I_C、U_{CE} 其值分别为 14μA、0.7mA 和 7.8V;②略;③输入电阻为 1.7

$k\Omega$,输出电阻为 $3k\Omega$;④电压放大倍数为 -34。

5-13　多级放大电路常用的耦合方式有哪几种?各有什么特点?其中哪种方式既能放大缓慢变化的直流信号,又能放大交流信号?

答:四种耦合方式,分别是电容耦合、直接耦合、变压器耦合和光电耦合。直接耦合既能放大缓慢变化的直流信号,又能放大交流信号。

5-14　射极输出器的电路特点:(1)具有输入电阻(　　)、输出电阻(　　);(2)电压放大倍数(　　);(3)无电压放大作用,但仍具有(　　)放大作用。

答:(1)高、低;(2)1;(3)电流。

5-15　场效应管放大电路与三极管放大电路比较有什么特点?

答:这两种电路共同点:都具有放大作用,各自电路特点是:三极管是一种电流控制器件,利用基极电流的变化 i_B 控制集电极电流 i_C,通过共射电流放大系数 $\beta = \Delta i_C / \Delta i_B$ 来描述其放大作用,电路中为了防止输出波形产生明显的非线性失真,必须设置一个合适的静态偏置电流 I_{BQ}。场效应管是一种电压控制器件,利用栅源之间电压 u_{GS} 的变化控制漏极电流 i_D,通过跨导 $g_m = \dfrac{\Delta I_D}{\Delta U_{GS}} \bigg|_{U_{DS} = 常数}$ 来描述其放大作用,电路中要求设置一个合适的静态偏置电压 U_{GSQ}。

四、知识拓展

1. 共基极放大电路　　共基极放大电路是三极管放大电路的三种基本组态之一,如图5-7所示,由图可见,输入信号与输出信号的公共端是三极管的基极,故称共基组态。

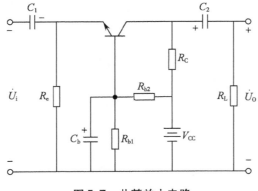

图 5-7　共基放大电路

(1)静态分析:如果静态基极电流很小,相对 R_{b1}、R_{b2} 分压回路中的电流可以忽略不计,则由图5-7可得

$$I_E = \frac{U_B - U_{BE}}{R_e} \approx \frac{1}{R_e}\left(\frac{R_{b1}}{R_{b1} + R_{b2}}U_{CC} - U_{BE}\right) \approx I_C \qquad 5\text{-}22$$

$$I_B = \frac{I_E}{1 + \beta} \qquad 5\text{-}23$$

$$U_{CE} = U_{CC} - I_C R_C - I_E R_e = U_{CC} - I_C(R_c + R_e) \qquad 5\text{-}24$$

(2)动态分析:为了进行动态分析,画出共基放大电路的微变等效电路如图5-8所示。

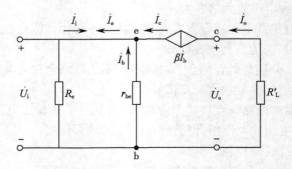

图 5-8　共基极放大电路的等效电路

1）电流放大倍数

由图 5-7 可得

$$\dot{I}_i = -\dot{I}_e \quad \dot{I}_0 = \dot{I}_{ic}$$

$$A_i = \frac{\dot{I}_O}{\dot{I}_i} = -\frac{\dot{I}_C}{\dot{I}_e} = -\alpha \qquad 5\text{-}25$$

α 是三极管的共基电流放大系数，由于 α 小于 1 而近似等于 1，所以共基极放大电路没有电流放大作用。

2）电压放大倍数计算

$$\dot{U}_i = -\dot{I}_b r_{be}$$

$$\dot{U}_i = -\beta \dot{I}_b R'_L \qquad 5\text{-}26$$

$$A_u = \frac{\dot{U}_o}{\dot{U}_i} = \frac{\beta R'_L}{r_{be}}$$

由公式 5-25 和 5-26 可知，共基放大电路虽然没有电流放大作用，但是具有电压放大作用。其电压放大倍数与共射电路的电压放大倍数在数值上相等，但是没有负号，表示共基放大电路的输出电压与输入电压相位一致，即没有倒相作用。

3）输入电阻：如暂不考虑电阻 R_e 的作用，可得

$$R'_i = \frac{\dot{U}_i}{\dot{I}_i} = -\frac{\dot{I}_b r_{be}}{-(1+\beta)\dot{I}_b} = \frac{r_{be}}{1+\beta} \qquad 5\text{-}27$$

说明共基接法的输入电阻比共射接法低，是后者的 $\dfrac{1}{1+\beta}$。

如考虑 R_e，则

$$R_i = \frac{r_{be}}{1+\beta} /\!/ R_e \qquad 5\text{-}28$$

4）输出电阻：由于三极管的 r_{cb} 非常大，满足 $r_{cb} \gg R_C$，所以输出电阻

$$R_o = R_C /\!/ r_{cb} \approx R_C \qquad 5\text{-}29$$

如暂不考虑电阻 R_c 的作用，则共基放大电路的输出电阻 $R_o = r_{cb}$

2. 三种基本组态的比较　将共射、共集和共基三种基本组态的性能特点归纳和对比，列于表 5-1 中。

表 5-1 三极管放大电路三种基本组态的比较

性能 ＼ 组态	共射组态	共集组态	共基组态
电路			
$\dot{A}_i$	大 （几十～一百以上） β	大 （几十～一百以上） $-(1+\beta)$	小 （小于、近于 1） $-\alpha$
$\dot{A}_\alpha$	大 （十几～几百） $-\dfrac{\beta R'_L}{r_{be}}$	小 （小于、近于 1） $\dfrac{(1+\beta)R'_e}{r_{be}+(1+\beta)R'_e}$	大 $\dfrac{\beta R'_L}{r_{be}}$ （数值同共射电路,但同相）
R_i	中 （几百欧～几千欧） r_{be}	大 （几十千欧以上） $r_{be}+(1+\beta)R'_e$	小 （几欧～几十欧） $\dfrac{r_{be}}{1+\beta}$
R_o	中 （几十千欧～几百千欧） r_{ce}	小 （几欧～几十欧） $\dfrac{r_{be}+R'_s}{1+\beta}$	大 （几百千欧～几兆欧） $(1+\beta)r_{re}$
频率响应	差	较好	好

三种基本组态的主要特点和应用方面分述如下:

(1)共射电路同时具有较大的电压和电流放大倍数,输入电阻和输出电阻值比较适中,所以,一般只要对输入电阻、输出电阻和频率响应没有特殊要求的地方,均常采用。因此,共射电路被广泛地用作低频电压放大电路的输入级、中间级和输出级。

(2)共集电路(射极输出电路)的特点是电压跟随,这就是电压放大倍数接近于 1 而小于 1,而且输入电阻很高、输出电阻很低,由于具有这些特点,常被用作多级放大电路的输入级、输出级或作为隔离用的中间级。

(3)共基电路的突出特点在于它具有很低的输入电阻,使三极管结电容的影响不显著,因而频率响应得到很大改善,所以这种接法常用于宽频带放大器中。另外,由于输出电阻高,共基电路还可以作为恒流源。

（林—苏）

第六章

医学仪器常用放大电路

一、学习目标

1. 掌握内容

(1)反馈的基本概念及类型。

(2)差动放大器对共模信号与差模信号的放大特性。

(3)功率放大电路的特点与应用。

(4)运算放大器理想模型、基本放大电路。

(5)运算放大器应用电路的分析方法。

2. 熟悉内容

(1)负反馈对放大电路某方面性能的改善作用。

(2)典型差动放大器特点。

(3)互补对称功率放大电路。

(4)集成运算放大器的主要性能指标。

(5)电压比较器。

3. 了解内容

(1)生物电信号的基本特性。

(2)生物医学放大电路的基本要求。

(3)典型负反馈放大电路的分析方法。

(4)集成功率放大电路的主要性能指标和应用电路。

二、重要知识点

1. 生物电信号都是微小信号,信噪比较低,信号频率处于低频率段、变化较慢甚至近似于直流信号。此外生物体作为一个信号源,其输出阻抗很高。为了适应生物电信号特点及放大处理的需要,必须选用低噪声、高输入阻抗和放大倍数高且稳定的低频直流放大器。

2. 在放大电路中引入负反馈,虽然降低了放大倍数,却使放大电路的许多性能获得改善,如稳定放大倍数,减小非线形失真,改变输入和输出电阻等。按反馈电路与基本放大电路的连接方式不同,有四种负反馈类型:电压串联、电流串联、电压并联和电流并联。其中电压负反馈能稳定输出电压,使输出电阻减小;电流负反馈能稳定输出电流,使输出电阻增大;

串联负反馈使输入电阻增大;并联负反馈使输入电阻减小。

3. 功率放大电路具有较大的输出功率,三极管工作在大信号极限状态,为减小三极管的功耗和提高电源的效率,通常工作在乙类和甲乙类状态。

4. 直接耦合放大电路具有电路结构简单、信号传输效率高以及能放大缓慢变化信号等优点,但存在零点漂移和级间静态工作点的相互影响。

5. 当输入电压为零,输出电压发生缓慢变化的现象称为零点漂移。引起零点漂移的原因很多,如三极管的参数(I_{CBO}、U_{BE}、β)随温度的变化而变化、电源电压的波动等,都将使输出电压产生漂移,其中以温度变化的影响最为严重。差动放大电路具有对称性,具有相同的温度特性和静态工作点。对共模信号没有放大作用,而对差模信号具有放大能力。

6. 差动放大电路分析:

静态工作点的分析与计算,如:

$$I_B R_B + U_{BE} + I_E R_P + 2I_E R_E = U_{EE} \tag{6-1}$$

$$I_B = \frac{U_{EE} - U_{BE}}{R_B + (1+\beta)(R_P/2 + 2R_E)} \approx \frac{U_{EE} - U_{BE}}{2(1+\beta)R_E} \tag{6-2}$$

$$I_C \approx I_E \approx \frac{U_{EE} - U_{BE}}{2R_E} \tag{6-3}$$

$$U_{CE} \approx U_{CC} + U_{EE} - I_C R_C - 2I_E R_E \tag{6-4}$$

动态分析又分为差模信号输入与共模信号输入分析:

差模信号输入:

$$u_{i1} = -u_{i2} \tag{6-5}$$

差模电压放大倍数

$$A_d = \frac{u_o}{u_d} = A_{d1} = A_{d2} \tag{6-6}$$

共模信号输入:

$$u_c = u_{i1} = u_{i2} \tag{6-7}$$

共模电压放大倍数

$$A_c = \frac{u_o}{u_c} = 0 \tag{6-8}$$

7. 差动放大器有双端输入-双端输出、双端输入-单端输出、单端输入-双端输出与单端输入-单端输出四种方式。

8. 集成运算放大器的组成框图:由输入级、中间级、输出级与偏置电路四部分组成。

9. 集成运算放大器的理想模型:开环电压增益 $A_{od} \to \infty$;差模输入电阻 $r_{id} \to \infty$;开环输出电阻 $r_o \to 0$;共模抑制比 $K_{CMRR} \to \infty$。可以推得二个重要结论:"虚短"$u_+ \approx u_-$、"虚断"$i_+ = i_- = 0$。

10. 反相比例放大器、同相比例放大器、差分放大器是运算放大器组成的基本电路。

11. 加法电路、微分与积分电路、电压比较器电路是运算放大器的应用电路。

三、习题六解答

6-1　直流负反馈的作用是(　　　)。

答:稳定静态工作点。

6-2　反馈量与放大器的输入量极性相反,因而使(　　　)减小的反馈称为(　　　)。

答:净输入量;负反馈。

6-3　以下哪种情况应引入直流负反馈?哪种情况应引入交流负反馈?为稳定静态工作点;为稳定放大倍数;为改变输入电阻和输出电阻;为展宽通频带。

答:为稳定静态工作点,引入直流负反馈;

为稳定放大倍数,引入交流负反馈;

为改变输入电阻和输出电阻,引入交流负反馈;

为展宽通频带,引入交流负反馈。

6-4　以下各种情况应引入哪种负反馈类型(电压串联、电流串联、电压并联和电流并联)?为了稳定放大电路的输出电压;为了稳定放大电路的输出电流;为了增大放大电路的输入电阻;为了减小放大电路的输入电阻;为了增大放大电路的输出电阻;为了减小放大电路的输出电阻。

答:稳定放大电路的输出电压,应引入电压串联或电压并联负反馈;

稳定放大电路的输出电流,应引入电流串联或电流并联负反馈;

增大放大电路的输入电阻,应引入电压串联或电流串联负反馈;

减小放大电路的输入电阻,应引入电压并联或电流并联负反馈;

增大放大电路的输出电阻,应引入电流串联或电流并联负反馈;

减小放大电路的输出电阻,应引入电压串联或电压并联负反馈。

6-5　功率放大电路的电路特点?

答:要有足够大的输出功率、非线性失真要小、效率要高。

6-6　零点漂移产生的原因有哪些?

答:温度的变化、电源电压的波动、元器件特性的变化,其中温度变化为主要因素。

6-7　差动放大器在共模输入、差模输入下,发射极共用电阻 R_E 如何处理?

答:差动放大器在差模输入下,因电路的对称性,有 $\Delta I_{E1} = -\Delta I_{E2}$,发射极电阻 R_E 两端的电压将保持不变,即 R_E 对差模信号不起作用;在共模输入,因电路的对称性,有 $\Delta I_{E1} = \Delta I_{E2}$,发射极电阻 R_E 两端的电压变化是单管的两倍,即 R_E 对单管电路而言相当于两倍电阻。

6-8　差动放大器双端输入-双端输出时,是如何克服零点漂移的?

答:电路具有对称性,具有相同的温度特性和静态工作点。输入信号 u_{i1}、u_{i2} 由两管的基极输入,输出信号取自两管的集电极。静态时,输入信号等于零,由于电路完全对称,$I_{C1} = I_{C2}$、$U_{C1} = U_{C2}$,故输出电压为零,即静态时输出电压为零。当温度变化或电源电压波动时,两管都产生零点漂移,引起电流与电压相同的变化,所以输出电压为零。可见对称差动放大器对由温度或电源电压变化引起的零点漂移进行了有效的抑制。

6-9　理想集成运算放大器的性能指标有哪些?

答:输入失调电压 U_{IO};输入失调电流 I_{IO};开环电压增益 A_{od};差模输入阻抗 r_{id};开环输出阻抗 r_o;共模抑制比 K_{CMRR}。

6-10　如何利用运算放大器实现减法器?

答:若把输入信号分别加在运算放大器的反相输入端与同相输入端,便可组成减法器。

6-11　电压比较器的作用及应用?

答:电压比较器的作用就是对两个输入信号进行比较,来判别输入信号的大小和极性;通常用于自动控制、数字仪表、波形变换、模数转换等电路中。

6-12　生物医学信号放大器必须满足哪些基本要求?

答:有高放大倍数、高输入阻抗、低噪声、高共模抑制比的低频直流放大器。

6-13　在图6-1中,若输入电压为 u_i,试推导出输出电压 u_o 表达式?

解:根据理想集成运算放大器的电路特点可知 $u_- = u_+$,由题图已知

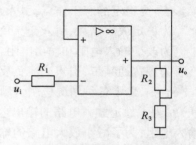

$$u_i = u_-, \quad u_+ = \frac{R_3}{R_2 + R_3}u_o$$

所以有 $u_i = \dfrac{R_3}{R_2 + R_3}u_o$,即得 $u_o = \left(1 + \dfrac{R_2}{R_3}\right)u_i$

答:$u_o = \left(1 + \dfrac{R_2}{R_3}\right)u_i$。

图6-1　题6-13图

6-14　某差动放大器两个输入端的电压信号分别为 $u_{i1} = 3.12\text{V}$,$u_{i2} = 3.08\text{V}$,试计算两管之间输入的差模信号 u_d 与共模信号 u_c 大小。

解:这是差模信号与共模信号同时加到放大器上的情况,每个输入端的信号中都包含差模信号与共模信号。根据差模信号与共模信号的定义,可知

差模信号 $u_d = u_{i1} - u_{i2} = 3.12 - 3.08 = 0.04\text{V}$

共模信号 $u_c = \dfrac{1}{2}(u_{i1} + u_{i2}) = \dfrac{1}{2}(3.12 + 3.08) = 3.10\text{V}$

答:$u_d = 0.04\text{V}$,$u_c = 3.10\text{V}$。

四、知 识 拓 展

1. 差分运算放大器　如图6-2所示输入信号 u_{i1}、u_{i2} 分别从运算放大器的反相与同相端输入。

根据电路基本定理,由图6-2可得

$$i_1 = \frac{u_{i1} - u_-}{R_1} \qquad i_F = \frac{u_- - u_o}{R_F} \qquad i_1 = i_F - i_-$$

因为 $i_+ = i_- = 0$,$u_+ = u_-$,所以可得

$$u_- = u_+ = \frac{R_3}{R_2 + R_3}u_{i2} \qquad i_1 = i_F$$

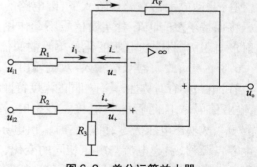

经过计算后可得

$$u_o = \left(1 + \frac{R_F}{R_1}\right)\frac{R_3}{R_2 + R_3}u_{i2} - \frac{R_F}{R_1}u_{i1}$$

若要保持电路的对称性,可使 $R_1 = R_2$,$R_3 = R_F$,上式可变换为

图6-2　差分运算放大器

$$u_o = \frac{R_F}{R_1}(u_{i2} - u_{i1})$$

上式表明,输出电压与输入电压之差成比例,即为差分放大器。若输入共模信号,此时有 $u_{i2} = u_{i1}$,输出电压 $u_o = 0$,此放大器对共模信号的放大倍数为零;若输入差模信号,此时电

压放大倍数 $A_{uF} = \dfrac{u_o}{u_{i2} - u_{i1}} = \dfrac{R_F}{R_1}$；计算表明运算放大器组成的差分放大器具有抑制共模信号、放大差模信号的能力。由图6-2可见，运算放大器组成的差分放大器比三极管组成的差分放大器电路要简单得多，这使得运算放大器被广泛应用于直流放大电路之中。

2. 测量放大器　是一种输入阻抗高、共模抑制比大和增益高的专用型放大器，广泛应用于生物医学信号检测中，图6-3为典型测量放大器。

测量放大器第一级是由两个运放 A_1 和 A_2 组成，信号从两个运放同相端输入，具有较高的输入阻抗，可达 $10M\Omega$ 以上；第二级是由 A_3 构成的基本差分放大器。

图6-4是测量放大器组成的心电放大器的应用电路。图中 A_1、A_2 与 A_3 组成测量放大器，输出端通过 RC 高通滤波器与 A_4 输入端连接。A_4 是一个同相比例放大器，反馈电阻 R_F 与并联电容 C_F 组成低通滤波器，在通频带内电压增益是33。因此，通频带内总电压增益是 $25 \times 33 = 825$。

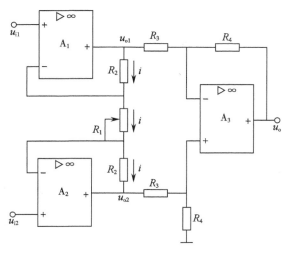

图6-3　典型测量放大器

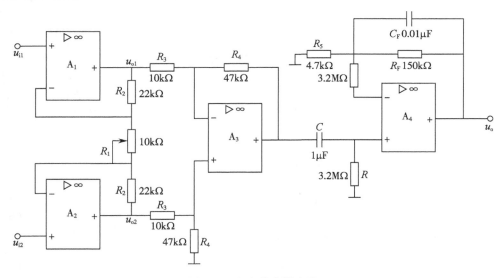

图6-4　心电放大器电路

3. 典型差动放大器工作原理　图6-5是典型差动放大电路，动态分析。

（1）差模信号输入：T_1、T_2 两管输入端加入一对大小相等、极性相反的信号电压，即 $u_{i1} = -u_{i2}$。此时两管发射极电流，一管（例如 T_1 管）电流增加，另一管（例如 T_2 管）电流却减小。因为电路的对称性，有 $\Delta I_{E1} = -\Delta I_{E2}$，这样发射极电阻 R_E 两端的电压将保持不变，即 R_E 对差模信号不起作用，单管差模信号通路如图6-6所示。电路的放大倍数计算如下

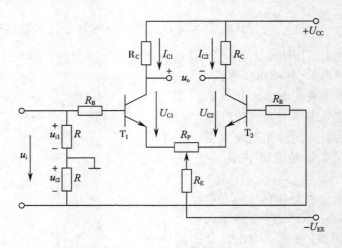

图 6-5 典型差动放大电路

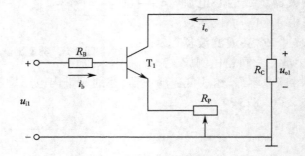

图 6-6 单管差模信号通路

$$A_{d1} = \frac{u_{o1}}{u_{i1}} = \frac{-\beta i_b R_C}{i_b(R_B + r_{be}) + i_e R_P/2} = \frac{-\beta R_C}{(R_B + r_{be}) + (1 + \beta)R_P/2} \approx \frac{-\beta R_C}{R_B + r_{be}} \qquad (6\text{-}9)$$

同理可得

$$A_{d2} = \frac{u_{o2}}{u_{i2}} \approx \frac{-\beta R_C}{R_B + r_{be}} = A_{d1} \qquad (6\text{-}10)$$

双端输出电压

$$u_o = u_{o1} - u_{o2} = A_{d1}u_{i1} - A_{d2}u_{i2} = A_{d1}(u_{i1} - u_{i2}) = A_{d1}u_d \qquad (6\text{-}11)$$

双端输入双端输出差动放大器的差模电压放大倍数

$$A_d = \frac{u_o}{u_d} = A_{d1} = A_{d2} \qquad (6\text{-}12)$$

由此可见,其电压放大倍数与共射单管放大器相等。接成差动电路的形式是为了能够较好抑制零点漂移。

(2)共模信号输入:T_1、T_2 两管输入端加入一对大小相等、极性相同的信号电压,即 $u_{i1} = u_{i2} = u_C$。此时两管发射极电流变化相同,同时增加或减小。因为电路的对称性,有 $\Delta I_{E1} = \Delta I_{E2}$,这样发射极电阻 R_E 两端的电压变化是单管的两倍,即 R_E 对单管电路而言相当于两倍电阻,单管共模信号通路如图 6-7 所示。电路电压放大倍数计算如下

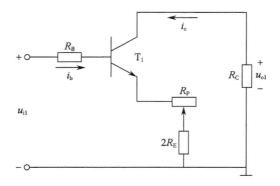

图6-7 单管共模信号通路

$$A_{c1} = \frac{u_{o1}}{u_{i1}} = \frac{-\beta i_b R_C}{i_b(R_B + r_{be}) + i_e\left(\frac{1}{2}R_P + 2R_E\right)} = \frac{-\beta R_C}{(R_B + r_{be}) + (1+\beta)\left(\frac{1}{2}R_P + 2R_E\right)} = A_{c2}$$

$$（6\text{-}13）$$

$$u_o = u_{o1} - u_{o2} = A_{c1}u_{i1} - A_{c2}u_{i2} = A_{c1}(u_{i1} - u_{i2}) = 0 \qquad （6\text{-}14）$$

双端输出共模电压放大倍数

$$A_c = \frac{u_o}{u_c} = 0 \qquad （6\text{-}15）$$

单管共模输入电阻

$$r_i = R_B + r_{be} + (1+\beta)\left(\frac{1}{2}R_P + 2R_E\right) \qquad （6\text{-}16）$$

比较(9)与(13)可见,单管共模电压放大倍数比单管差模电压放大倍数小得多,而双端输出时共模电压放大倍数为零。

（陈洪斌）

直 流 电 源

一、学习目标

1. 掌握内容

(1)直流稳压电源的组成,即变压、整流、滤波、稳压。

(2)半波、桥式整流电路负载平均电压、电流的计算。

(3)可控硅的导通条件及单结晶体管的工作原理。

2. 熟悉内容

(1)理解单相半波、桥式整流电路的原理。

(2)滤波电路、串联反馈式稳压电路的原理。

(3)三端集成稳压器及其应用电路。

3. 了解内容

(1)稳压电路的主要性能指标。

(2)开关型稳压电源原理和电路组成。

(3)单结晶体管触发电路的工作原理。

二、重要知识点

1. 直流电源是把交流电变为直流电压输出的电路,为放大电路提供直流工作电源。其组成主要包括四个部分,即变压(一般为降压变压器)、整流、滤波、稳压。

(1)整流电路的功能是利用二极管的单向导电性,将双向变化的交流电压转换成单向脉动的直流电压。整流电路有单相整流和三相整流,常见的小功率整流电路有单相半波、全波、桥式和倍压整流等,如表 7-1 所示。

表 7-1　整流电路性能比较

类型	半波整流	桥式整流	三相整流
电路	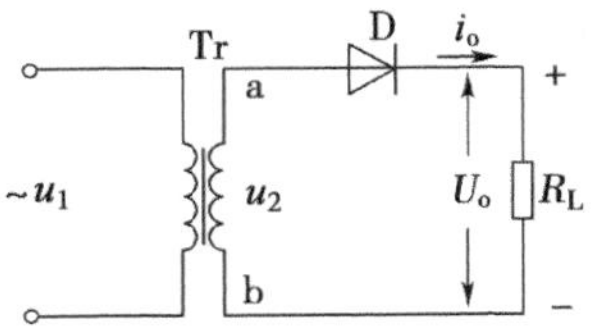	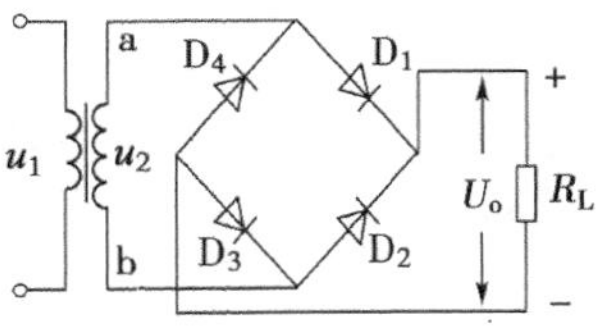	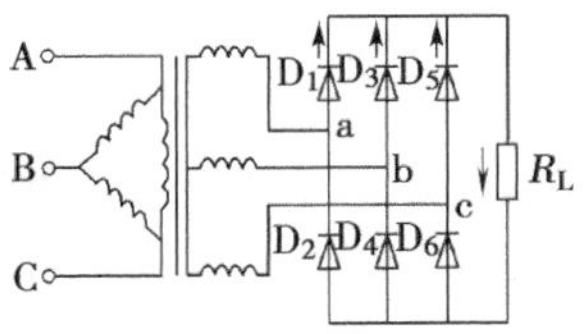

续表

类型	半波整流	桥式整流	三相整流
输出电压波形	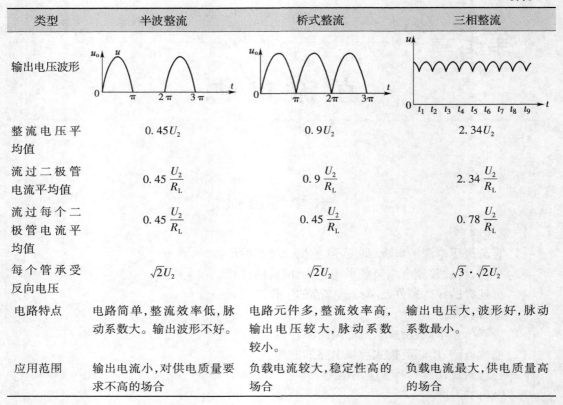		
整流电压平均值	$0.45U_2$	$0.9U_2$	$2.34U_2$
流过二极管电流平均值	$0.45\dfrac{U_2}{R_L}$	$0.9\dfrac{U_2}{R_L}$	$2.34\dfrac{U_2}{R_L}$
流过每个二极管电流平均值	$0.45\dfrac{U_2}{R_L}$	$0.45\dfrac{U_2}{R_L}$	$0.78\dfrac{U_2}{R_L}$
每个管承受反向电压	$\sqrt{2}U_2$	$\sqrt{2}U_2$	$\sqrt{3}\cdot\sqrt{2}U_2$
电路特点	电路简单,整流效率低,脉动系数大。输出波形不好。	电路元件多,整流效率高,输出电压较大,脉动系数较小。	输出电压大,波形好,脉动系数最小。
应用范围	输出电流小,对供电质量要求不高的场合	负载电流较大,稳定性高的场合	负载电流最大,供电质量高的场合

整流电路的输出电压虽然是单一方向的,但是含有较大的交流成分,不能适应大多数电子电路的需求。因此,一般在整流后还需利用滤波电路将脉动的直流电压变为平滑的直流电压。

(2)滤波电路的作用是滤除整流电压中的脉动成分,利用储能元件(电容的电压或电感的电流)不能跃变的特性,滤掉整流电路输出电压中的交流成分,保留其直流成分,达到平滑输出电压波形的目的。常用的滤波电路有电容滤波、电感滤波、π 型滤波等,如表7-2 所示。

表7-2 滤波电路性能比较

类型	电容滤波电路	电感滤波电路	π 型滤波电路
电路	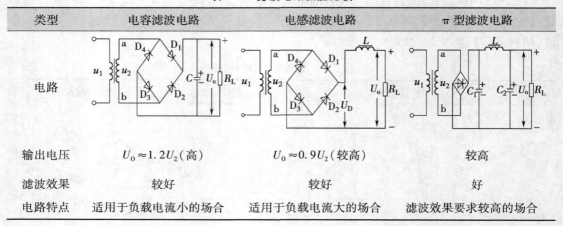		
输出电压	$U_0 \approx 1.2U_2$(高)	$U_0 \approx 0.9U_2$(较高)	较高
滤波效果	较好	较好	好
电路特点	适用于负载电流小的场合	适用于负载电流大的场合	滤波效果要求较高的场合

表7-2电路中π型滤波电路的效果最好,但一些厂家为了降低成本,将电感元件换成了电阻,这时电路的分析方法和有电感元件一样,但要注意直流电在滤波电阻上也有压降。另外,在桥式整流滤波电容后,如满足 $\tau = R_L C = (3-5)T/2$ 的条件,输出电压的平均值为 $U_0 \approx 1.2U_2$。

(3)稳压电路的作用是清除电网波动获负载变化的影响,保持输出电压的稳定。常用稳压电路有稳压管稳压电路(并联型)、串联型稳压电路、三端集成稳压电路和开关型稳压电路。

并联型稳压电路是稳压二极管反向击穿时,电流在较大范围内变动,而电压却基本上维持不变,这就是稳压原理。依靠与负载并联的稳压管反映负载两端电压的变化,引起稳压管电流的变化,从而自动调节限流电阻两端电压的变化,电路主要依靠稳压管的电流调节作用和限流电阻的补偿作用,使得输出电压稳定。必须合理选择限流电阻的阻值,才能保证稳压管工作在反向击穿状态。

串联型稳压电路利用负反馈电路克服电网电压波动的影响。它包括基准电路、取样电路、比较放大器、调整管等几个主要部分。它是通过输出电压的变化来控制与负载串联的调整管集电极和发射极之间的电压。其输出电压在一定范围内大小可调,电源内阻小,比稳压管稳压电路稳定度高,可用于负载电流变化较大的场合。

三端集成稳压器主要有 W78 系列和 W79 系列,W78 系列输出正电压,W79 系列输出负电压。三端集成稳压器有三个引脚:输入端(in)、输出端(out)、公共端(com),统称三端集成稳压器。集成稳压电源具有体积小、可靠性高、使用灵活、价格低廉等优点。

开关稳压电源:当稳压电源中的调整管在控制脉冲作用下,工作于开关状态,通过适当调整开通和关断的时间,可使输出电压稳定的稳压电源称为开关稳压电源。调整管开通和关断时间的控制方式有两种:一种是固定开关频率,控制脉冲宽度(PWM—脉冲宽度调制);一种是固定脉冲宽度,控制开关频率(PFM—脉冲频率调制)。开关式稳压电源有如下特点:

(1)调整管工作在开关状态,功耗低,电源的功率转换效率高,约 60%~80%,甚至可高达 90% 以上。

(2)由于控制脉冲的频率高,一般在几十千赫兹以上,滤波电感、电容的数值较小。故大多数开关电源没有工频电源变压器,体积小,重量轻。

(3)电路的其他性能均略低于线性电源。

2. 可控整流是指将交流电变换为电压大小可以调节的直流电的过程,其主要元件是可控硅也称晶闸管,是一种可控通断的半导体器件,具有体积小、质量轻、动作迅速等优点。目前被广泛地用于整流、逆变、调压、开关等几个方面。

可控硅导通必须具备两个条件:一是可控硅阳极与阴极间必须接正向电压,二是控制极与阴极之间也要接正向电压;可控硅一旦导通后,控制极即失去控制作用;导通后的可控硅要关断,必须减小其阳极电流,使其小于可控硅的维持电流。

单相半控桥式整流电路的输出电压调节范围为 $0 \sim 0.9U_2$,改变控制角 α 可以调节输出直流电压大小。

可控硅的触发电路种类很多,对触发器的要求是:触发脉冲应有一定的宽度及足够的功率,与主电路同步,具有一定的移相范围。单结晶体管具有负阻特性。利用负阻特性和RC

电路的充放电特性组成单结晶体管振荡电路,为可控硅(晶闸管)提供触发信号。

三、习题七解答

7-1 设电源变压器次级电压有效值为 U_2,在单相半波整流电路中,负载电阻 R_L 上的输出电压平均值 U_0 为(   )。

A. $1.2U_2$　　　　　　　　　　　B. $0.9U_2$

C. $0.45U_2$　　　　　　　　　　D. U_2

答:C

7-2 设电源变压器次级电压有效值为 U_2,在单相桥式整流电路中,负载电阻 R_L 上的输出电压平均值 U_0 为(   )。

A. $1.2U_2$　　　　　　　　　　　B. $0.9U_2$

C. $0.45U_2$　　　　　　　　　　D. U_2

答:B

7-3 在桥式整流电路中,电容滤波后,当满足 $R_L C \geqslant (3 \sim 5) T/2$ 时,负载电阻 R_L 上的平均电压 U_0 为(   )。

A. $1.4U_2$　　　　　　　　　　　B. $0.45U_2$

C. $0.9U_2$　　　　　　　　　　D. $1.2U_2$

答:D

7-4 当满足 $R_L C \geqslant (3 \sim 5) T/2$ 时,电容滤波电路常用在(   )的场合。

A. 平均电压低,负载电流小　　　　B. 平均电压高,负载电流大

C. 平均电压低,负载电流大　　　　D. 平均电压高,负载电流小,负载变动小

答:D

7-5 电感滤波电路常用在(   )的场合。

A. 平均电压低,负载电流大　　　　B. 平均电压高,负载电流大

C. 平均电压低,负载电流小　　　　D. 平均电压高,负载电流小,负载变动小

答:A

7-6 单相半波整流电路如题图 7-1 所示。已知变压器副边电压 $u_2 = 19\sqrt{2}\sin\omega t\,(v)$。求①负载 R_L 上直流电压平均值;②若负载 R_L 的变化范围为 $100\Omega \sim 300\Omega$,计算整流二极管正向平均电流和反向耐压 U_{DRM}。

解:因为该电路是半波整流,所以负载电阻上电压的平均值为

$$U_o = 0.45U_2 = 0.45 \times 19 = 8.6V$$

当阻值最小时为电流最大值,所以选择负载电阻为 100Ω 时计算电流

$$I_o = \frac{U_o}{R} = \frac{8.6}{100} = 0.086A = 86mA$$

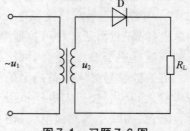

图 7-1　习题 7-6 图

二极管截止时,交流电的最大值加到二极管两端。所以耐压值为

$$U_{DRM} = \sqrt{2}U_2 = \sqrt{2} \times 19 = 26.9V$$

答:二极管的正向电流应大于 86mA,反向耐压应大于 26.9V。

7-7 在图 7-2 所示桥式整流电路中,已知变压器副边电压 $U_2 = 100V$,负载电阻 $R_L = 4k\Omega$,若二极管的正向管压降和反向电流忽略不计,试求

(1)R_L 两端电压的平均值 U_o;

(2)通过 R_L 电流的平均值 I_o 和通过每个二极管的电流 I_D;

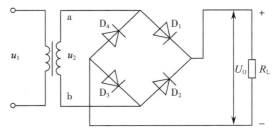

(3)每个二极管承受的最高反向电压 U_{DRM}。

解:(1)根据桥式整流电压关系,R_L 两端电压的平均值

$$U_O = 0.9U_2 = 0.9 \times 100 = 90V$$

图 7-2 习题 7-7 图

(2)通过 R_L 电流平均值 I_O

$$I_O = \frac{U_O}{R_L} = \frac{90}{4000} = 23mA$$

流过桥式整流二极管的电流是负载电流的一半

$$I_D = \frac{I_O}{2} = 11.5mA$$

(3)每个二极管承受的反向电压 $U_{RM} = \sqrt{2}U_2 = \sqrt{2} \times 100 = 141V$

答:电压的平均值为 90V,电流平均值为 23mA,每个二极管的电流为 11.5mA,每个二极管承受的反向电压 141V。

7-8 有一负载 R_L 需要 12V 直流电压和 60mA 的直流电源供电。如果采用单相半波整流电路和桥式整流电路供电。试分别求出电源变压器副边电压的有效值和整流二极管的平均电流。

解:如果采用半波整流电路供电,可知变压器副边的电压为

$$U_o = 0.45U_2 \qquad U_2 = \frac{U_o}{0.45} = 26.7V$$

根据半波整流负载电流和二极管的电流相等,可知

$$I_D = 60mA$$

如果采用桥式整流电路供电,可知变压器副边的电压为

$$U_o = 0.9U_2 \qquad U_2 = \frac{U_o}{0.9} = 13.3V$$

根据桥式整流电路电流关系,二极管的电流是负载电流的一半,可知

$$I_D = 30mA$$

答:半波整流时,副边电压的有效值 U_2 为 26.7V,整流二极管的平均电流为 60mA;桥式整流时,副边电压的有效值为 13.3V,整流二极管的平均电流为 30mA。

7-9 试分析图 7-3 所示的电路为几倍压整流电路,估算电容两端的最大电压并标出电容的极性,设变压器副边电压为 U_2。

解:根据题意,该电路是三倍压整流电路,所以

$$U_{C1} = \sqrt{2}U_2 = \sqrt{2} \times 30 = 42.4V \qquad 极性为左正右负$$

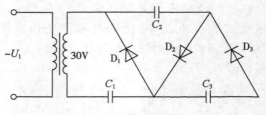

图 7-3 习题 7-9 图

$$U_{C2} = 2\sqrt{2}U_2 = 2\sqrt{2} \times 30 = 84.8V \quad 极性为左正右负$$

$$U_{C3} = 2\sqrt{2}U_2 = 2\sqrt{2} \times 30 = 84.8V \quad 极性为左正右负$$

答:该电路是三倍压整流电路,U_{C1} 为 42.4V,U_{C2} 为 84.8V,U_{C3} 为 84.8V。

7-10 单相桥式整流电容滤波电路如图 7-4 所示,已知交流电源频率 50Hz,副边电压 U_2 有效值为 15V,$R_L = 50\Omega$。试估算

(1)输出电压 U_0 的平均值;

(2)流过二极管的平均电流;

(3)二极管承受的最高反向电压;

(4)滤波电容 C 容量的大小。

解:(1)输出电压的平均值

$$U_0 = 1.2U_2 = 1.2 \times 15 = 18V$$

(2)流过二极管的平均电流

$$I_D = \frac{1}{2}I_0 = \frac{1}{2} \times \frac{U_0}{R_L} = \frac{1}{2} \times \frac{18}{50} = 0.18A$$

(3)二极管承受的最高反向电压

$$U_{DRM} = \sqrt{2}U_2 = \sqrt{2} \times 15 = 21.2V$$

(4)滤波电容 C 容量的大小

根据 $R_L C = (3-5)T/2$,取 $R_L C = 5 \times T/2$,$R_L C = 5 \times \frac{1/50}{2} = 0.05S$

$$C = \frac{0.05}{R_L} = \frac{0.05}{50} = 1000 \times 10^{-6}F = 1000\mu F(参考值)$$

可选用 $C = 1000\mu F$,耐压为 50V 的极性电容器。

答:(1)$U_0 = 18V$,(2)$I_D = 0.18A$,(3)$U_{DRM} = 21.2V$,(4)$C = 1000\mu F$(参考值)

7-11 $RC-\pi$ 型滤波的整流电路如题图 7-5 所示。已知交流电源电压 $U_2 = 10V$,负载上的电压 $U_0 = 10V$,负载输出电流 $I_0 = 50mA$,试计算滤波电阻 R_0。

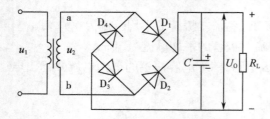

图 7-4 习题 7-10 图

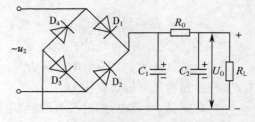

图 7-5 习题 7-11 图

解：由于 $U_{C1} = 1.2U_2 = 1.2 \times 10 = 12V$

电阻两端电压 $U_R = U_{C1} - U_0 = 12 - 10 = 2V$

滤波电阻为 $R_0 = \dfrac{U_R}{I_0} = \dfrac{2}{0.05} = 40\Omega$

答：滤波电阻 R_0 为 40Ω。

7-12 单相桥式可控整流电路，负载电阻 $R_L = 20\Omega$，由 220V 交流电源供电，控制角 $\alpha = 60°$。试计算输出电压和输出电流的平均值。

解：根据可控整流输出电压关系式，可有

$$U_0 = 0.9U_1 \cdot \frac{1 + \cos\alpha}{2} = 0.9 \times 220 \times \frac{1 + 0.5}{2} = 148.5V$$

输出电流的平均值为 $I_0 = \dfrac{U_0}{R_L} = \dfrac{148.5}{20} = 7.4A$

答：输出电压和输出电流的平均值分别为 148.5V 和 7.4A。

7-13 开关型稳压电源与串联反馈型稳压电源的主要区别是什么？各有什么优点？

答：串联型稳压电路中，调整管处于线性(放大区工作)工作状态，调整管的 U_{CE} 为输入电压与输出电压的差值。这个差值一般为 $3 \sim 8V$。这样，电路工作时在调整管上就必然有相当大的功率损耗，电源的效率就降低。通常线性稳压电路的效率最高也很难达到70%，也就是说，输入功率至少有30%损耗在调整管上了。如果输出功率大，则在调整管上的损耗功率就更大了，还要解决散热问题。

开关型稳压电源的调整管工作在开关状态下，调整管饱和导通时，虽然电流较大，但管压降却近似为零；而当调整管截止时，虽然管压降较大，但此时流经调整管的电流近似为零。这样开关工作状态下管耗始终很小。所以调整管的功耗会很小，提高了稳压电源的效率。而且体积小、重量轻，省去了体积庞大的电源变压器，降低了仪器的成本，得到了广泛的使用。

7-14 可控硅导通及关断的工作条件是什么？

答：可控硅导通必须具备两个条件：一是可控硅阳极与阴极间必须接正向电压，二是控制极与阴极之间也要接正向电压；可控硅一旦导通后，控制极即失去控制作用；导通后的可控硅要关断，必须减小其阳极电流，使其小于可控硅的维持电流。

7-15 单结晶体管的特性曲线可以分为哪几段？

答：单结晶体管的特性曲线分为截止区、负阻区、饱和区。

7-16 晶闸管触发的触发脉冲要满足哪几项基本要求？

答：(1)触发信号应有足够的功率；

(2)触发脉冲应有一定的宽度，脉冲前沿尽可能陡，使元件在触发导通后，阳极电流能迅速上升超过擎住电流而维持导通；

(3)触发脉冲必须与可控硅的阳极电压同步，具有一定的移相范围。

四、知识拓展

1. 三相桥式整流电路的电路组成：单相整流电路的功率一般不超过一千瓦，对于大功率的整流电路则需要采用三相整流电路，因为大功率的交流电源是三相供电形式。图7-6

是一个电阻负载型三相桥式整流电路,它有六个二极管,D_1、D_3、D_5 接成共阴极形式,D_2、D_4、D_6 接成共阳极形式。三相变压器原绕组接成三角形,副绕组接成星形。

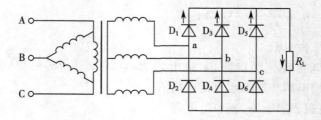

图7-6　三相桥式整流电路

2. 三相桥式整流电路的工作原理:在每一瞬间,共阴极组中阳极电位最高的二极管导通;共阳极组中阴极电位最低的二极管导通。波形见图7-7。

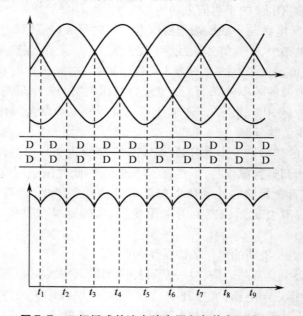

图7-7　三相桥式整流电路电压和负载电压波形图

在 $t_1 \sim t_2$ 期间,共阴极组中 a 点电位最高,D_1 导通;共阳极组中 b 点电位最低,D_4 导通,负载两端的电压为线电压 u_{ab}。

在 $t_2 \sim t_3$ 期间,共阴极组中 a 点电位最高,D_1 导通;共阳极组中 c 点电位最低,D_6 导通,负载两端的电压为线电压 u_{ac}。

在 $t_3 \sim t_4$ 期间,共阴极组中 b 点电位最高,D_3 导通;共阳极组中 c 点电位最低,D_6 导通,负载两端的电压为线电压 u_{bc}。

在 $t_4 \sim t_5$ 期间,共阴极组中 b 点电位最高,D_3 导通;共阳极组中 a 点电位最低,D_2 导通,负载两端的电压为线电压 u_{ba}。

结论:在一个周期中,每个二极管只有三分之一的时间导通(导通角为 $120°$)。负载两端的电压为线电压。

3. 电路主要参数的计算:

(1)整流电压平均值 U_o

$$U_o = 2.34U_2$$

式中 U_2 是变压器副边相电压的有效值。

(2)整流电流平均值 I_o

$$I_o = \frac{U_o}{R_L} = 2.34\frac{U}{R_L}$$

(3)每管承受的最高反向电压 U_{DRM}

$$U_{DRM} = \sqrt{3 \times \sqrt{2}}U = 2.45U_2$$

(鲁 雯)

第八章

门电路及其组合逻辑电路

一、学习目标

1. 掌握内容

（1）二进制、十进制数及其相互转换。

（2）与、或、非三种基本逻辑关系。

（3）逻辑代数中的基本定律、基本公式。

（4）逻辑函数的表示方法与变换。

（5）逻辑函数的公式化简及其卡诺图化简。

（6）分立元件与、或、非门电路。

（7）组合逻辑电路的分析。

（8）二进制码特点。

（9）数据选择器的特点。

2. 熟悉内容

（1）逻辑函数化简的意义、最简逻辑函数、最小项的概念及相邻项的意义。

（2）各种 TTL 和 CMOS 逻辑门电路的特点。

（3）组合逻辑电路的设计。

（4）集成译码器的功能及应用。

（5）二进制编码器的特点。

3. 了解内容

（1）数字信号、数字电路的概念及数字电路的特点。

（2）常用 8421BCD 码和格雷码。

（3）TTL 和 CMOS 门电路的逻辑功能、逻辑符号、输出逻辑函数表达式。

（4）二- 十进制编码器的工作原理。

（5）优先编码器的特点。

二、重要知识点

1. 数字信号是在时间上和数值上均是断续变化的离散信号,又称脉冲信号。

2. 传输、处理数字信号的电路称为数字电路。

3. 数字电路的特点:

（1）在数字电路中，二极管和三极管都是作为开关使用的，它们都工作在开关状态。二极管加正向电压导通，相当于开关接通；加反向电压截止，相当于开关断开。三极管工作在饱和区或截止区，相当于开关的导通和截止。

（2）数字电路的基本单元电路比较简单，对元器件的精度要求不太高，允许有较大的误差，数字电路易集成化。它具有使用方便、可靠性高、价格低等优点。

（3）数字电路的研究可以分为两种：一种是对已有电路进行分析，获知其逻辑功能，称为逻辑分析；另一种是按逻辑功能要求设计出满足逻辑功能的电路，称为逻辑设计。

（4）数字电路的工作状态、研究内容与模拟电路不同，所以分析方法也与模拟电路不相同。在数字电路中，表示电路功能的方法常有真值表、逻辑表达式、逻辑图、波形图、卡诺图等。

（5）数字电路能对数字信号进行各种逻辑运算和算术运算，所以在很多的现代化医学仪器设备中得到广泛应用。

4. 十进制是以 10 为基数的数制。在十进制中，每一位有 0、1、2、3、4、5、6、7、8、9 十个数码，它的进位规律是"逢十进一"。

5. 二进制是以 2 为基数的数制。在二进制中，每位只有 0、1 两个数码，大于 1 的数都需要用多位数表示，它的进位规律是"逢二进一"。

6. 二进制转换为十进制，只要将一个二进制数按每位的加权系数展开，然后把各项的数按十进制数相加，所得结果就是其对应的十进制数。

7. 十进制转换为二进制，整数部分采用的是"除 2 取余法"，即用二进制的基数 2 去除十进制的整数，第一次除所得的余数为二进制数的最低位，把所得的商再除以 2，所得的余数为二进制数的次低位，以此类推，直到商为 0 时，所得的余数为二进制的最高位。小数部分采用的是"乘 2 取整法"，即用十进制的小数部分连续乘以二进制基数 2，取乘数的整数部分作为二进制的位数。

8. 用一个四位二进制代码表示一位十进制数字的编码方法称为 BCD 码。BCD 码中的 8421 码是选取 0000 ~ 1001 表示十进制数 0 ~ 9。它是按自然顺序的二进制数表示所对应的十进制数字，是有权码，在 8421 码中，1010 ~ 1111 等六种状态是不用的，称为禁用码。

9. 常用代码中的格雷码又称循环码，它具有任意两个相邻的数所对应的代码之间只有一位不同，其余位都相同的特点。

10. 三种基本逻辑关系，见表 8-1。

表 8-1 三种基本逻辑关系

逻辑关系	逻辑表达式	逻辑符号
与逻辑	$Y = A \cdot B$	
或逻辑	$Y = A + B$	
非逻辑	$Y = \bar{A}$	

11. 逻辑函数表示方法

(1)真值表表示:真值表是根据所给出的逻辑关系,将输入变量的各种可能的取值组合和与之对应的输出函数值以表格的形式排列出来。n 个逻辑变量有 2^n 个取值组合,将它们按二进制的顺序排列起来,并在相应的位置写上输出变量的值,就可以得到逻辑函数的真值表。

(2)逻辑表达式表示:由真值表可以方便地写出逻辑表达式。方法为:

1)找出使输出为 1 的输入变量取值组合;

2)变量组合中取值为 1 用原变量表示,取值为 0 的用反变量表示,则每组输出为 1 的变量组合可写成一个乘积项;

3)将乘积项相加即得。

(3)逻辑图表示:用相应的逻辑符号将逻辑表达式的逻辑运算关系表示出来,就可以画出逻辑函数的逻辑图。

12. 逻辑代数中的基本定律和公式,见表 8-2。

表 8-2　逻辑代数中的基本定律和公式

名　　称	基本定律和公式		说　　明
0-1 律	$0 \cdot A = 0$	$0 + A = A$	变量与常量
	$1 \cdot A = A$	$1 + A = 1$	运算
互补律	$A \cdot \overline{A} = 0$	$A + \overline{A} = 1$	
交换律	$A \cdot B = B \cdot A$	$A + B = B + A$	
结合律	$(A \cdot B) \cdot C = A \cdot (B \cdot C)$	$(A + B) + C = A + (B + C)$	与普通代数
分配律	$A \cdot (B + C) = A \cdot B + AC)$	$(A + B)(A + C) = A + BC)$	相似的定律
还原律	$\overline{\overline{A}} = A$		
重叠律	$A \cdot A \cdot A = A$	$A + A + A = A$	
德·摩根定律	$\overline{A \cdot B} = \overline{A} + \overline{B}$	$\overline{A + B} = \overline{A} \cdot \overline{B}$	逻辑代数的
吸收律	$A + AB = A$	$AB + A\overline{B} = A$	特殊规律
	$A + \overline{A}B = A + B$	$AB + \overline{A}C + BC = AB + \overline{A}C$	

13. 逻辑函数的化简

(1)逻辑函数最简与-或表达式的标准

1)逻辑函数式中的乘积项(与项)的个数最少。

2)每个乘积项中的变量数最少。

(2)逻辑函数的公式化简法就是利用逻辑函数的基本公式和定律消去逻辑函数表达式中多余的乘积项和每个乘积项中多余的变量,从而得到逻辑函数最简形式的方法。常用的有以下一些方法:

1)并项法:利用 $AB + A\overline{B} = A$ 将两项合并为一项,消去一个变量。

2)吸收法:利用 $A + AB = A$ 和 $AB + \overline{A}C + BC = AB + \overline{A}C$,消去多余项。

3)消去法:利用 $A + \overline{A}B = A + B$,消去多余变量。

4）配项法：利用 $A + \bar{A} = 1$ 乘以某个与项，将其变为两项，并和其他项合并，再进行化简。

（3）逻辑函数的卡诺图化简法

1）最小项是指在 n 个变量的逻辑函数中，如果乘积项中含有全部变量，并且每个变量在该乘积项中以原变量或反变量仅出现过一次，则该乘积项就定义为逻辑函数的最小项。n 个变量的全部最小项共有 2^n 个。如果两个最小项中只有一个变量为互反变量，其余变量都相同（如 ABC 与 $AB\bar{C}$），则称这两个最小项为相邻最小项。

2）卡诺图是用 2^n 个小方格表示 n 个变量的 2^n 个最小项，并且使相邻最小项在几何位置上也相邻，每一个方格表示一个最小项。在卡诺图中，最上方和最下方的方格相邻，最左边和最右边的方格也相邻。

3）卡诺图中相邻最小项合并的规律是两个相邻最小项合并为一个与项，可消去一个变量；四个相邻最小项合并为一个与项，可消去两个变量，2^n 个相邻最小项合并为一个与项，可消去 n 个变量。相邻最小项合并时，消去的是它们中的互反变量，保留的是它们中的共有变量。

4）用卡诺图化简逻辑函数的步骤是：①画出逻辑函数的卡诺图；②按合并相邻最小项的原则，画出合并最小项的包围圈，写出各包围圈合并后的与项；③将各与项进行逻辑加，写出逻辑函数的最简与-或表达式。

5）用卡诺图合并相邻最小项的规则是：①每个包围圈只能包含 2^n 个 1 方格（n = 0，1，2，…），也就是说只能按 1、2、4、8 个 1 方格的数目圈包围圈；②为了充分化简，1 方格可以被重复圈在不同的包围圈中，但在新画的包围圈中必须有新的 1 方格，否则该包围圈是多余的；③包围圈的个数尽量少，这样逻辑函数的与项就少；④包围圈尽量大，这样消去的变量就越多，与项中的变量数目就越少。

（4）具有无关项的逻辑函数的化简

1）无关项是指那些与所讨论的逻辑问题没有关系的变量取值组合所对应的最小项。无关项在逻辑函数中用字母 d 和相应的编号表示：$\sum d(1,2,3\cdots)$。

2）利用卡诺图对具有无关项的逻辑函数化简时，无关项方格是作为 1 方格还是作为 0 方格，应根据化简需要灵活确定，合理地利用无关项的性质对具有无关项的逻辑函数进行化简，可使所圈包围圈更大，通常可以得到更简单的结果。

14. 分立元件与、或、非门电路

（1）二极管与门电路只有当输入均为高电平"1"时，输出才是高电平"1"，只要有一个或一个以上输入为低电平"0"时，输出就是低电平"0"。为了便于记忆，与门的逻辑功能可简单地归纳为"入低出低，全高才高"。

（2）二极管或门电路只有当输入全为低电平"0"时，输出才是低电平"0"；只要输入有一个或一个以上为高电平"1"时，输出则为高电平"1"。为了便于记忆，或门电路的逻辑功能可简单地归纳为"入高出高，全低才低"。

（3）晶体管非门电路输出端的状态总是和输入端状态相反，当输入为低电平"0"时，输出为高电平"1"；输入为高电平"1"时，输出为低电平"0"，即"入高出低，入低出高"。

15. 复合门电路（表8-3）

表 8-3　复合门电路

门电路	逻辑表达式	逻辑符号
与非门电路	$Y = \overline{A \cdot B \cdot C}$	A B C & Y
或非门电路	$Y = \overline{A + B + C}$	A B C ≥1 Y

16. 集成门电路

（1）TTL 与非门电路由输入级、中间级和输出级三部分组成。输入级由多发射极 T_1 和 R_1 组成，其中 T_1 的集电极可视为一个二极管，而发射极则可看作是几个二极管，输入级的作用和二极管与门电路的作用相似。T_2 和电阻 R_2、R_3 组成中间级，它作为输出级的驱动电路，将单端输入信号转变为互补的双端信号，分别由 T_2 的集电极和发射极送入输出级，又称倒相级。T_3、T_4、T_5 和 R_4、R_5 组成推拉式输出级，以提高 TTL 电路的开关速度和负载能力。该电路当输入有一个或几个为"0"时，输出就为"1"；只有当输入全为"1"时，输出才为"0"，符合与非的逻辑关系，即 $Y = \overline{A \cdot B \cdot C}$。

（2）CMOS 非门电路由一个 N 沟道增强型 MOS 管 T_1 和一个 P 沟道增强型 MOS 管 T_2 连成互补对称的结构。两管的栅极相连，作为输入端；两管的漏极也相连，作为输出端。P 沟道管的源极接电源正极，N 沟道管的源极接电源的公共端（电源负端）。此电路输出与输入之间的逻辑关系为 $Y = \overline{A}$。

（3）TTL 逻辑门电路电路具有较快的开关速度，较强的抗干扰能力以及足够大的输出幅度，且带负载的能力也较强等特点。CMOS 逻辑门电路具有制造工艺简单、功耗低、输入阻抗高、集成度高以及没有电荷储存效应等特点。

17. 组合逻辑电路

（1）组合逻辑电路的特点是任一时刻的输出只取决于该时刻的输入状态，而与电路原来的状态无关，电路不具有记忆功能，这是组合逻辑电路与时序逻辑电路的本质区别。

（2）组合逻辑电路分析的步骤为：

1）根据逻辑图从输入到输出逐级写出逻辑函数式；

2）利用逻辑代数或卡诺图进行化简或变换，得到仅含有输入变量的最简输出函数表达式；

3）根据简化的逻辑函数表达式列出相应的真值表；

4）依据真值表中各组变量所对应的函数值对逻辑电路进行分析，确定其功能。

（3）组合逻辑电路设计的过程是：

1）根据给定的逻辑功能要求进行逻辑赋值，列出真值表；

2）由真值表写出逻辑函数式；

3）再利用逻辑代数或卡诺图对其进行化简或变换；

4）最后画出逻辑电路图。

18. 编码器是将输入的电平信号编成二进制代码输出的电路。常用的编码器有二进制编码器、BCD 编码器和优先编码器等。

19. 译码是编码的逆过程,能够实现译码的电路称为译码器。常用的译码器有二进制译码器、二- 十进制译码器和显示译码器。

20. 二进制译码器的特点是输出逻辑函数为输入变量的最小项或最小项的反函数,所以可方便地用它实现由最小项之和构成的逻辑函数。

21. 中规模集成电路　3/8 线二进制译码器 74LS138 的功能及应用。

22. 中规模集成电路　共阴极七段显示译码器 74LS248 的功能。

23. 数据选择器为多输入单输出的组合逻辑电路。在输入数据都为 1 时,输出逻辑表达式为地址变量的全部最小项之和。

三、习题八解答

8-1　什么叫数字信号? 数字电路有什么特点?

答:数字信号是在时间上和数值上均是断续变化的离散信号,又称脉冲信号;数字电路特点是:①数字电路在稳态时,晶体管处于开关状态,即工作在饱和区或截止区;②数字电路易集成化,它具有使用方便,可靠性高,价格低等优点;③数字电路的研究一是对已有电路进行分析,获知其逻辑功能,称为逻辑分析;二是按逻辑功能要求设计出满足逻辑功能的电路,称为逻辑设计;④数字电路表示电路功能的方法常常用真值表、逻辑表达式、逻辑图、波形图、卡诺图等;⑤数字电路能对数字信号进行各种逻辑运算和算术运算。

8-2　晶体管为什么可作为开关使用?

答:在数字电路中,晶体管的工作状态不是工作在截止区(相当于开关断开),就是工作在饱和区(相当于开关闭合),所以可作为开关使用。

8-3　将下列二进制数转换为十进制数:

①$(101011)_2$;②$(11010101.101)_2$

①解:$(101011)_2 = 1 \times 2^5 + 0 \times 2^4 + 1 \times 2^3 + 0 \times 2^2 + 1 \times 2^1 + 1 \times 2^0$

$$= 32 + 0 + 8 + 0 + 2 + 1$$
$$= (43)_{10}$$

答:$(101011)_2 = (43)_{10}$

②解:$(11010101.101)_2 = 1 \times 2^7 + 1 \times 2^6 + 0 \times 2^5 + 1 \times 2^4 + 0 \times 2^3 + 1 \times 2^2 + 0 \times 2^1$

$$+ 1 \times 2^0 + 1 \times 2^{-1} + 0 \times 2^{-2} + 1 \times 2^{-3}$$
$$= 128 + 64 + 0 + 16 + 0 + 4 + 0 + 1 + 0.5 + 0 + 0.125$$
$$= (213.625)_{10}$$

答:$(11010101.101)_2 = (213.625)_{10}$

8-4　将下列十进制数转换为二进制数:

①$(101)_{10}$;②$(78.25)_{10}$

①解:$(101)_{10}$

2	101	················1
2	50	················0
2	25	················1
2	12	················0
2	6	················0
2	3	················1
2	1	················1
	0	

答:$(101)_{10} = (1100101)_2$

② 解:$(78.25)_{10}$

2	78	················0
2	39	················1
2	19	················1
2	9	················1
2	4	················0
2	2	················0
2	1	················1
	0	

$$0.25 \times 2 = 0.5 \quad ···········0$$
$$0.5 \times 2 = 1.0 \quad ···········1$$

答:$(78.25)_{10} = (1001110.01)_2$

8-5 基本逻辑运算有哪几种?可以用怎样的电路实现?

答:基本逻辑运算有与、或和非三种运算;可以用与门、或门和非门电路来实现。

8-6 利用逻辑代数化简下列逻辑函数式:

$(1) Y = \bar{A} + \bar{B} + \bar{C} + ABC$

解:$Y = \bar{A} + \bar{B} + \bar{C} + ABC = \overline{ABC} + ABC = 1$

$(2) Y = \bar{A} + AB + \bar{B}C$

解:$Y = \bar{A} + AB + \bar{B}C = \bar{A} + B + \bar{B}C = \bar{A} + B + C$

$(3) Y = AB + \bar{A}C + \overline{BD}$

解:$Y = AB + \bar{A}C + \overline{BD} = AB + \bar{A}C + \bar{B} + \bar{D} = \bar{B} + A + \bar{A}C + \bar{D}$
$\qquad = \bar{B} + A + C + \bar{D}$

$(4) F = AB + \bar{A}C + \bar{B}C + \bar{C}D + \bar{D}$

解:$F = AB + \bar{A}C + \bar{B}C + \bar{C}D + \bar{D} = AB + C(\bar{A} + \bar{B}) + \bar{C} + \bar{D}$
$\qquad = AB + \overline{ABC} + \bar{C} + \bar{D} = AB + C + \bar{C} + \bar{D} = 1$

8-7 将逻辑函数 $L = \bar{A}\bar{B} + AC + \bar{B}\bar{C}$ 用逻辑图表示。

解:用逻辑符号将逻辑函数表示为如图8-1图所示。

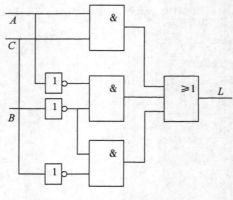

图8-1　题8-7图

8-8　利用卡诺图化简下列逻辑函数：

（1）$F(A,B,C,D) = \sum m(0,2,5,7,8,10,13,15)$

解：画出逻辑函数 $F(A,B,C,D) = \sum m(0,2,5,7,8,10,13,15)$ 的卡诺图，如图8-2图所示，由图得出化简的逻辑函数 $F = \overline{B}\,\overline{D} + BD$。

（2）$Y = A\,\overline{B}\,\overline{C} + \overline{A}BC + B\,\overline{C}D + AC$

解：画出逻辑函数 $Y = A\,\overline{B}\,\overline{C} + \overline{A}BC + B\,\overline{C}D + AC$ 的卡诺图，如图8-3所示，由图得出化简的逻辑函数 $Y = BD + BC + A\,\overline{B}$。

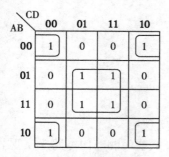

图8-2　题8-8(a)图

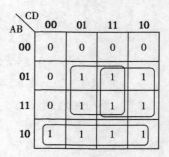

图8-3　题8-8(b)图

（3）$Z(A,B,C,D) = \sum m(0,1,2,5,6) + \sum d(4,11)$

解：画出逻辑函数 $Z(A,B,C,D) = \sum m(0,1,2,5,6) + \sum d(4,11)$ 的卡诺图，如图8-4所示，由图得出化简的逻辑函数 $Z = \overline{A}\,\overline{C} + \overline{A}\,\overline{D}$。

8-9　分别指出，下述的各个结论适合哪种逻辑门电路：

（1）只有当全部输入都是低电平时，输出才是高电平。

（2）只有当全部输入都是高电平时，输出才是高电平。

（3）只有当全部输入都是高电平时，输出才是低电平。

（4）只有当全部输入都是低电平时，输出才是低电平。

答：（1）或非门；（2）与门；（3）与非门；（4）或门。

8-10　仓库门上装了两把锁，A、B 两位保管员各保管一把锁的钥匙，必须两人同时开锁才能进仓库，这种逻辑关系是（　　　），其逻辑表达式为（　　　）。

答:与逻辑关系;$Y = A \cdot B$。

8-11 图 8-5 所示电路中,D_1、D_2 为硅二极管,导通电压为 0.7V,求在下列情形下的输出电压 U_0。

(1)B 端接地,A 端接 5V。

(2)A、B 两端均接 5V。

(3)A 端接 5V,B 端悬空。

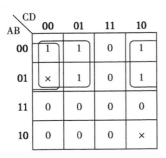

图 8-4 题 8-8(c)图

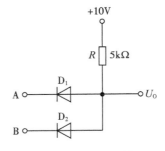

图 8-5 题 8-11 图

答:(1)D_1 截止,D_2 导通,输出电压 $U_0 = 0.7V$;(2)D_1、D_2 都导通,输出电压 $U_0 = 5.7V$;(3)D_1 导通、D_2 悬空,输出电压 $U_0 = 5.7V$。

8-12 一部电话有两个分机,楼上(A)、楼下(B)各用一个,但楼上、楼下不能同时使用,否则就不能接通。这种逻辑关系是( );其表达式为( )。

答:异或;$Y = A\bar{B} + \bar{A}B$。

8-13 确定图 8-6 所示 TTL 与非门的输出状态。

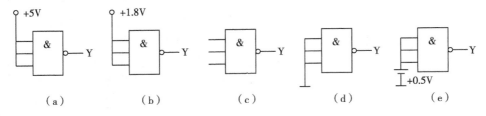

图 8-6 题 8-13 图

答:(a)TTL 与非门"全高才低",输出低电平;(b)根据 TTL 与非门参数,开门电平小于等于 1.8V,输出低电平;(c)输入端悬空看作高电平,输出低电平;(d)TTL 与非门"入低出高",输出高电平;(e)根据 TTL 与非门参数,关门电平大于等于 0.8V,输出高电平。

8-14 分析图 8-7 所示的逻辑图的逻辑功能。

解:(1)根据图 8-7 列出逻辑表达式:
$$Y = \overline{\overline{AB} \cdot \overline{CD}}$$

(2)运用逻辑函数公式化简得:$Y = \overline{\overline{AB} \cdot \overline{CD}} = \overline{\overline{AB}} + \overline{\overline{CD}} = AB + CD$

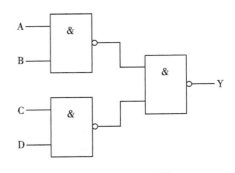

图 8-7 题 8-14 图

（3）由逻辑函数表达式写出真值表：这是一个四输入变量（A、B、C、D）的逻辑函数，共有16 种取值组合。将它们一次代入逻辑表达式中作逻辑运算，并把所得结果填入表内，可得真值表 8-4 所示。

表8-4　题8-14 真值表

A	B	C	D	Y
0	0	0	0	0
0	0	0	1	0
0	0	1	1	1
0	0	1	0	0
0	1	0	0	0
0	1	0	1	0
0	1	1	1	1
0	1	1	0	0
1	1	0	0	1
1	1	0	1	1
1	1	1	1	1
1	1	1	0	1
1	0	0	0	0
1	0	0	1	0
1	0	1	1	1
1	0	1	0	0

（4）逻辑功能分析：当输入端一组 A、B 同时为"1"，或另一组 C、D 同时为"1"时，输出端 Y 为"1"，否则，输出端为"0"。即某件事情具有两种条件，只有当任一种条件中的全部因素都具备时，这件事情才发生。若两种条件中某一因素不具备，此事皆不能发生。

8-15　一种比赛有 A、B、C 三个裁判，另外还有一个总裁判，当总裁判认为合格时算两票，而 A、B、C 认为合格时分别算一票，试用与非门设计多数通过的表决逻辑电路。

解：（1）根据给定的逻辑要求进行逻辑赋值，列出真值表。

比赛有 A、B、C 三个裁判，另外还有一个总裁判（设为 D），当总裁判认为合格时算两票，而 A、B、C 认为合格时分别算一票。函数 Y 表示裁决结果。如果裁判认为合格表示"1"，裁判认为不合格表示"0"；逻辑函数 Y 为"1"时，表示通过；Y 为"0"时，表示淘汰。由此可列出满足该逻辑问题的真值表，如表 8-5 所示。

表8-5　题8-15 真值表

A	B	C	D	Y
0	0	0	0	0
0	0	0	1	0
0	0	1	1	1
0	0	1	0	0
0	1	0	0	0
0	1	0	1	1
0	1	1	0	1
0	1	1	1	0
1	1	0	0	0
1	1	0	1	1
1	1	1	1	1

续表

A	B	C	D	Y
1	1	1	0	1
1	0	0	0	0
1	0	0	1	1
1	0	1	1	1
1	0	1	0	0

（2）由真值表列逻辑函数式

1）取全部 $Y = 1$ 的变量组合组成逻辑表达式中的与项。

2）对每一种变量组合而言，变量与变量之间是与逻辑关系，对应于 $Y = 1$，如果输入变量为"1"，则取其原变量本身（如 A）；如果输入变量为"0"，则取其反变量（如 $\bar{A}$）。然后取各组变量组成的与项。

3）各组变量组合之间是或逻辑关系，故取以上各与项之和。

由此，可列出逻辑函数表达式：

$$Y = \bar{A}BCD + \bar{A}B\,\bar{C}D + \bar{A}BCD + AB\,\bar{C}D + ABCD + ABC\bar{D} + A\,\bar{B}\,\bar{C}D + A\bar{B}CD$$

（3）利用卡诺图化简逻辑函数，如图 8-8 所示。

化简后的逻辑函数为 $Y = AD + BD + CD + ABC$

根据题意将逻辑函数化为与非形式为

$$\begin{aligned}Y &= AD + BD + CD + ABC\\ &= \overline{\overline{AD + BD + CD + ABC}}\\ &= \overline{\overline{AD} \cdot \overline{BD} \cdot \overline{CD} \cdot \overline{ABC}}\end{aligned}$$

（4）根据上式可以得到比赛裁决的逻辑电路，如图 8-9 所示。

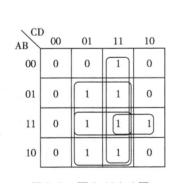

图 8-8　题 8-15（a）图

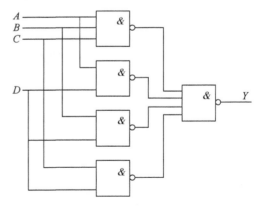

图 8-9　题 8-15（b）图

8-16　什么叫编码器？它的主要功能是什么？与普通编码器相比，优先编码器有什么优点？

答：编码器是将输入的电平信号编成二进制代码的电路。它的主要功能是把输入的电平信号编成二进制代码。与普通编码器相比，优先编码器的优点是它允许同时有多个输入信号请求编码，但电路只对优先级别高的信号进行编码。

8-17　二进制译码器、二-十进制译码器、显示译码器三者间有哪些主要区别？

答：二进制译码器是将输入的二进制代码按原意转换成对应信号输出的逻辑电路；对于 n 个输入变量，有 2^n 个输出，且每个输出都是输入变量的最小项，可用来实现单输出或多输出的任意逻辑函数。二-十进制译码器是将输入的二进制代码即 BCD 码翻译成对应的 $0\sim9$ 十个输出信号的电路,即仅有十个输出。而显示译码器主要由译码器和驱动器两部分组成,显示译码器输入的一般为二-十进制代码,输出信号用来驱动显示器。

8-18　用 4 选 1 数据选择器 74LS153 实现逻辑函数 $F = A\overline{B}\,\overline{C} + \overline{A}\,\overline{C} + BC$。

解:把逻辑式写成最小项之和的形式

$$F = A\overline{B}\,\overline{C} + \overline{A}\,\overline{C}(B + \overline{B}) + (A + \overline{A})BC = A\overline{B}\,\overline{C} + \overline{A}B + \overline{A}\,\overline{B}\,\overline{C} + ABC$$

数据选择器工作时,74LS153 的逻辑函数式为

$$Y = D_0(\overline{A_1}\,\overline{A_0}) + D_1(\overline{A_1}A_0) + D_2(A_1\overline{A_0}) + D_3(A_1A_0)$$

比较上述两式,令数据选择器的输入为

$$A_1 = A, A_0 = B$$

则

$$D_0 = D_2 = \overline{C}, D_1 = 1, D_3 = C$$

如图 8-10 所示,数据选择器的输出就是所要实现的逻辑函数 F。

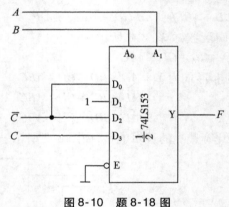

图 8-10　题 8-18 图

四、知识拓展

1. 人物介绍——乔治·布尔　乔治·布尔是皮匠的儿子,由于家境贫寒,布尔头像图在协助养家的同时为自己能受教育而奋斗,不管怎么说,他成了 19 世纪最重要的数学家之一。尽管他考虑过以牧师为业,但最终还是决定从教,而且不久就开办了自己的学校。在备课的时候,布尔不满意当时的数学课本,便决定阅读伟大数学家的论文。在阅读伟大的法国数学家拉格朗日的论文时,布尔有了变分方面的新发现。变分是数学分析的分支,它处理的是寻求优化某些参数的曲线和曲面。

1848 年,布尔出版了《The Mathematical Analysis of Logic》,这是它对符号逻辑诸多贡献中的第一次。1849 年。他被任命位于爱尔兰科克的皇后学院(现 National University of Ireland,College Cork 或 UCC)的数学教授。1854 年,他出版了《The Laws of Thought》,这是他最著名的著作。在这本书中布尔介绍了现在以他的名字命名的布尔代数。布尔撰写了微分方程和差分方程的课本,这些课本在英国一直使用到 19 世纪末。布尔在 1855 年结婚,他的妻子是皇后校园一位希腊文教授的侄女。1864 年,布尔死于肺炎,肺炎是他在暴风雨天气中尽管已经湿淋淋的了仍坚持上课引起的。由于其在符号逻辑运算中的特殊贡献,很多计算机

语言中将逻辑运算称为布尔运算,将其结果称为布尔值。

2. 全加器　全加器(full-adder)是用门电路实现两个二进制数相加并求出和的组合电路,称为一位全加器。一位全加器可以处理低位进位,并输出本位加法进位。由于全加器考虑低位向高位的进位,所以它有三个输入端和两个输出端。多个一位全加器进行级联可以得到多位全加器。

(1)全加器的真值表:设 A_i、B_i 分别是加数和被加数的第 i 位,C_{i-1} 为第 $i-1$ 位来的进位。本位和为 S_i,本位进位为 C_i。根据二进制的加法运算法则可得全加器的真值表如表 8-6 所示。

表 8-6　全加器真值表

输　　入			输　　出	
A_i	B_i	C_{i-1}	S_i	C_i
0	0	0	0	0
0	0	1	1	0
0	1	0	1	0
0	1	1	0	1
1	0	0	1	0
1	0	1	0	1
1	1	0	0	1
1	1	1	1	1

(2)全加器的逻辑表达式:由真值表可得全加器的逻辑表达式为:
$$S_i = \overline{A_i}\,\overline{B_i}C_{i-1} + \overline{A_i}B_i\overline{C_{i-1}} + A_i\overline{B_i}\,\overline{C_{i-1}} + A_iB_iC_{i-1}$$
$$C_i = A_iB_i + A_iC_{i-1} + B_iC_{i-1}$$

(3)全加器的逻辑电路图及逻辑符号如图 8-11 所示。

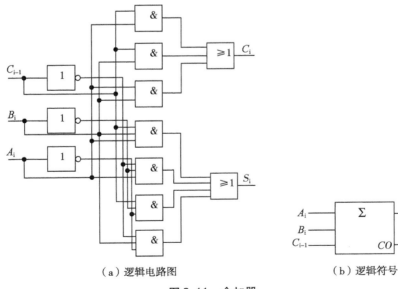

(a)逻辑电路图　　　　　(b)逻辑符号

图 8-11　全加器

(曹家龙　刘太刚)

触发器与时序逻辑电路

一、学习目标

1. 掌握内容

(1) RS 触发器、JK 触发器、D 触发器和 T 触发器的特性表、特性方程。

(2) RS 触发器、JK 触发器、D 触发器和 T 触发器的逻辑功能。

(3) 时序逻辑电路的特点及与组合逻辑电路的区别。

(4) 同步时序逻辑电路的分析方法与步骤。

(5) 集成计数器构成任意进制计数器的两种方法。

2. 熟悉内容

(1) 熟悉 RS 触发器、JK 触发器、D 触发器和 T 触发器的工作原理。

(2) 熟悉寄存器的工作原理与特点。

(3) 熟悉计数器的工作原理与特点。

3. 了解内容

(1) 了解集成计数器的特点和使用方法。

(2) 了解集成寄存器的特点和使用方法。

二、重要知识点

1. 触发器是构成时序逻辑电路的基本单元,它有两个稳定状态 0 和 1,在外信号的作用下,这两个稳定状态可相互转换。

2. 触发器逻辑功能用以反映触发器的次态与现态和输入信号之间的逻辑关系。描述触发器逻辑功能的方法主要有:特性表、特性方程和波形图(又称为时序图)等。

3. 基本 RS 触发器可由两个与非门交叉连接起来构成,输出状态由输入信号电平直接控制。它的特性方程为

$$\begin{cases} Q^{n+1} = S + \bar{R}Q^n \\ RS = 0 \quad (约束条件) \end{cases} \tag{9-1}$$

4. 同步 RS 触发器是在基本 RS 触发器的基础上增加两个控制门和一个控制信号构成的,输出状态由 R、S 端的输入信号决定,而翻转时刻则由时钟脉冲 CP 控制。它的特性方程为

$$\begin{cases} Q^{n+1} = S + \bar{R}Q^n \\ RS = 0 \quad (约束条件) \quad (CP = 1 \ 期间有效) \end{cases} \tag{9-2}$$

5. 主从 JK 触发器由两个同步 RS 触发器构成。由于主、从两个触发器分别工作在时钟脉冲 CP 的两个不同时区内，所以触发器输出状态的改变落后于主触发器。它的特性方程为

$$Q^{n+1} = J\,\overline{Q^n} + \overline{K}Q^n \quad （CP \text{下降沿时刻有效}） \tag{9-3}$$

6. 边沿 D 触发器输出状态的改变只发生在时钟脉冲 CP 的上升沿或下降沿到来时刻，在其他时间均不起作用，所以边沿触发器具有很强的抗干扰能力。它的特性方程为

$$Q^{n+1} = D \quad （CP \text{上升沿到达时刻有效}） \tag{9-4}$$

7. T 触发器和 T' 触发器可由 JK 触发器和 D 触发器构成。T 触发器具有保持和翻转功能；T' 触发器只具有翻转功能。它们的特性方程为

T 触发器

$$Q^{n+1} = T\,\overline{Q^n} + \overline{T}Q^n \tag{9-5}$$

T' 触发器

$$Q^{n+1} = \overline{Q^n} \tag{9-6}$$

8. 时序逻辑电路由存储电路和组合逻辑电路组成，且存储电路必不可少，它主要由触发器组成。时序逻辑电路的特点是在任一时刻的输出状态不仅和该时刻的输入状态有关，而且还与电路原来的状态有关，即具有记忆功能。

9. 同步时序逻辑电路分析的一般步骤：写方程（时钟方程、输出方程、驱动方程和状态方程）→列状态转换表→画状态转换图和时序图→说明逻辑功能。

10. 计数器是典型的时序逻辑电路，它的应用十分广泛，所以作为重点，对其进行了较为详细的介绍，并且还详细讲解了用集成计数器构成任意进制计数器的方法。

三、习题九解答

9-1 试述基本 RS 触发器的工作原理。

答：基本 RS 触发器的工作原理为：$\overline{S}=1,\overline{R}=0,Q^{n+1}=0$，触发器置 0；$\overline{S}=0,\overline{R}=1,Q^{n+1}=1$，触发器置 1；$\overline{S}=1,\overline{R}=1,Q^{n+1}=Q^n$，触发器保持；$\overline{S}=0,\overline{R}=0$，两个与非门输出端都为 1，这达不到 Q 与 $\overline{Q}$ 的状态应该相反的逻辑要求，这种情况应禁止出现。

9-2 输入信号 U_1 的波形如图 9-1 所示，试画出由与非门组成的基本 RS 触发器 Q 端的波形。

（1）U_1 加在 $\overline{R}$ 端，且 $\overline{S}=1$，设触发器的初始状态为 $Q=1$；

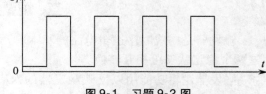

图 9-1　习题 9-2 图

（2）U_1 加在 $\overline{S}$ 端，且 $\overline{R}=1$，设触发器的初始状态为 $Q=0$。

解：（1）根据基本 RS 触发器的逻辑功能可画出 Q 端的波形如图 9-2 所示。

（2）根据基本 RS 触发器的逻辑功能可画出 Q 端的波形如图 9-3 所示。

9-3 同步 RS 触发器电路结构上有什么特点？时钟脉冲 CP 的作用是什么？

答：同步 RS 触发器是在基本 RS 触发器的基础上增加了两个由时钟脉冲控制的门电路构成的。时钟脉冲 CP 的作用是使触发器在指定的时刻翻转，做到统一步调。

9-4 同步 RS 触发器的初始状态 $Q=0$，画出图 9-4 所示的 CP 信号作用下，触发器 Q 端的波形。

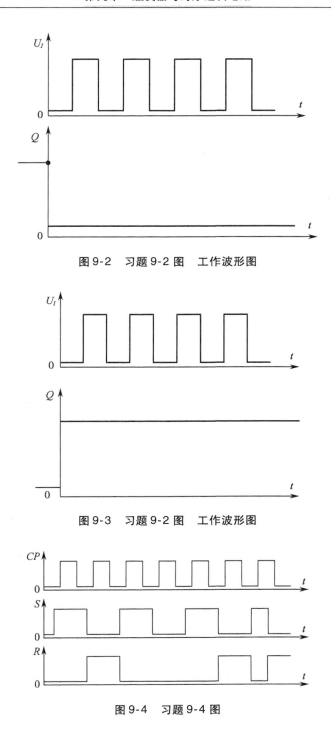

图9-2　习题9-2图　工作波形图

图9-3　习题9-2图　工作波形图

图9-4　习题9-4图

解：根据同步 RS 触发器的逻辑功能及同步触发的特点，可画出 Q 端的波形如图9-5所示。

9-5　边沿 JK 触发器如图9-6(a)所示，输入信号 CP、J、K 端的波形如图9-6(b)所示，画出对应输出端 Q 的波形。设触发器的初始状态为 $Q=0$。

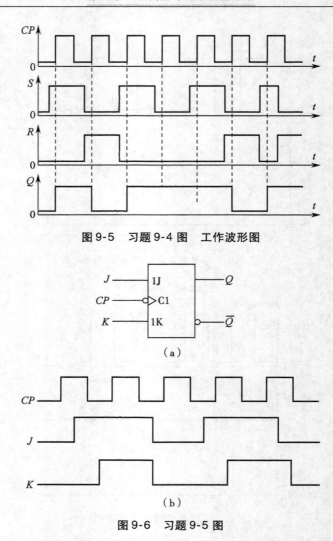

图9-5 习题9-4图 工作波形图

图9-6 习题9-5图

解：根据 JK 触发器的逻辑功能及边沿触发的特点，可画出输出端 Q 的波形如图 9-7 所示。

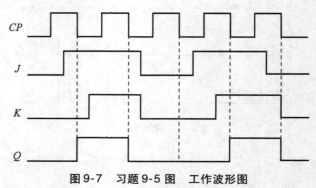

图9-7 习题9-5图 工作波形图

9-6 按照逻辑功能的不同可以把触发器分成哪几种类型？每一种类型触发器的逻辑功能分别是什么？

答:按照逻辑功能的不同可以把触发器分成 RS 触发器、JK 触发器、D 触发器、T 触发器和 T' 触发器等。RS 触发器具有置 0、置 1 和保持功能,JK 触发器具有置 0、置 1、保持和翻转功能,D 触发器具有跟随功能,T 触发器具有保持和翻转功能,T' 触发器具有翻转功能。

9-7　如何将 JK 触发器转换成 D 触发器? 如何将 JK 触发器转换成 T 触发器?

答:JK 触发器的特性方程为 $Q^{n+1} = J\overline{Q^n} + \overline{K}Q^n$,$D$ 触发器的特性方程为 $Q^{n+1} = D$,使这两个特性方程相等,可得 $Q^{n+1} = D(\overline{Q^n} + Q^n) = J\overline{Q^n} + \overline{K}Q^n$,即 $J = D, K = \overline{D}$。据此可画出由 JK 触发器转换成的 D 触发器如图 9-8 所示。同理,JK 触发器的特性方程为 $Q^{n+1} = J\overline{Q^n} + \overline{K}Q^n$,$T$ 触发器的特性方程为 $Q^{n+1} = T\overline{Q^n} + \overline{T}Q^n$,使这两个特性方程相等,可得 $J = T, K = T$。据此可画出由 JK 触发器转换成的 T 触发器如图 9-9 所示。

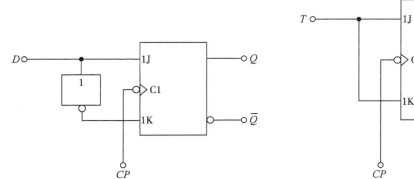

图 9-8　JK 触发器转换成 D 触发器

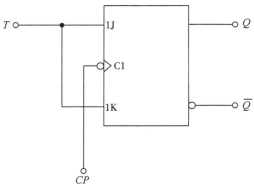

图 9-9　JK 触发器转换成 T 触发器

9-8　什么是时序逻辑电路? 组合逻辑电路与时序逻辑电路在电路结构与功能上有何区别?

答:电路中任一时刻的输出信号不仅取决于该时刻的输入信号,还与电路原来的状态有关,即具有记忆功能。我们把具有这种逻辑功能特点的电路称为时序逻辑电路(简称时序电路)。时序逻辑电路在结构上由存储电路和组合逻辑电路组成,且存储电路(触发器)必不可少;而组合逻辑电路不包括存储电路(触发器)。时序逻辑电路具有记忆功能,即在任一时刻的输出不仅和该时刻的输入有关,而且还与电路原来的状态有关;组合逻辑电路在任一时刻的输出完全由该时刻的输入决定,即不具有记忆功能。

9-9　分析图 9-10 所示同步时序逻辑电路的逻辑功能。列出状态转换表,画出状态转换图和时序图。

解:由图 9-10 可以看出,该电路各触发器的时钟端都连在同一时钟脉冲 CP 上,是同步时序逻辑电路,所以时钟方程可不写。

(1)写方程:输出方程

$$C = Q_2^n Q_0^n \tag{9-7}$$

驱动方程

$$\begin{cases} J_0 = K_0 = 1 \\ J_1 = \overline{Q_2^n}Q_0^n, K_1 = Q_0^n \\ J_2 = Q_1^n Q_0^n, K_2 = Q_0^n \end{cases} \tag{9-8}$$

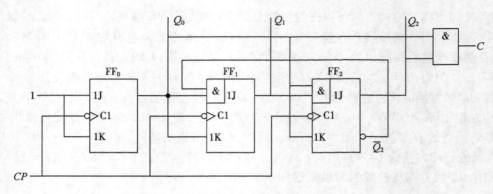

图 9-10 习题 9-9 图

状态方程:将驱动方程代入 JK 触发器的特性方程 $Q^{n+1} = J\overline{Q^n} + \overline{K}Q^n$ 中,可得到状态方程为

$$
\begin{cases}
Q_0^{n+1} = 1 \cdot \overline{Q_0^n} + \overline{1} \cdot Q_0^n = \overline{Q_0^n} \\
Q_1^{n+1} = \overline{\overline{Q_2^n}Q_0^n} \cdot \overline{Q_1^n} + \overline{Q_0^n} \cdot Q_1^n \\
Q_2^{n+1} = \overline{Q_1^n Q_0^n} \cdot \overline{Q_2^n} + \overline{Q_0^n} \cdot Q_2^n
\end{cases}
\tag{9-9}
$$

(2)列状态转换表:设电路的现态为 $Q_2^n Q_1^n Q_0^n = 000$,代入式(9-7)和式(9-9)中进行计算,可得状态转换表如表 9-1 所示。

表 9-1 题 9-9 的状态转换表

现 态			次 态			输出
Q_2^n	Q_1^n	Q_0^n	Q_2^{n+1}	Q_1^{n+1}	Q_0^{n+1}	C
0	0	0	0	0	1	0
0	0	1	0	1	0	0
0	1	0	0	1	1	0
0	1	1	1	0	0	0
1	0	0	1	0	1	0
1	0	1	0	0	0	1

(3)画状态转换图和时序图:根据表 9-1 可画出状态转换图和时序图如图 9-11(a)(b)所示。根据状态转换图和时序图可以看出,该电路在输入第六个计数脉冲 CP 后返回原来的状态,此时输出端 C 产生一个进位信号。所以,该电路为同步六进制加法计数器。

9-10 简述数码寄存器的工作过程。数码寄存器和移位寄存器有什么区别?

答:数码寄存器首先在清零端的作用下清除寄存器中原有的数码,然后接收数码,最后在寄存脉冲的作用下存放数码。移位寄存器和数码寄存器的区别在于移位寄存器除了具有数码寄存器的功能外,还能在移位脉冲(时钟脉冲)的作用下,将寄存的数码向左移位或者向右移位。

9-11 什么是异步计数器?什么是同步计数器?它们之间有什么区别?

答:计数器中触发器状态的更新与输入时钟脉冲(即计数脉冲)的到来不同步的为异步计数器。计数器中触发器状态的更新与输入时钟脉冲(即计数脉冲)的到来同步的为同步计

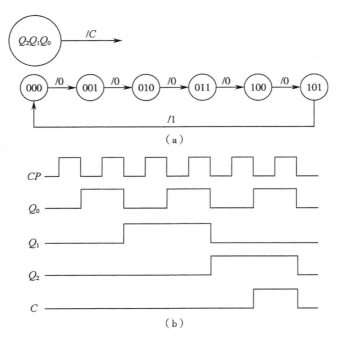

（a）

（b）

图 9-11　状态转换图和时序图

（a）状态转换图；（b）时序图

数器。根据它们的定义可知,它们之间的区别是计数器中触发器状态的更新与输入时钟脉冲（即计数脉冲）的到来是否同步。

四、知识拓展

1. 同步十进制加法计数器　图 9-12 所示为由 JK 触发器组成的 8421BCD 码同步十进制加法计数器的逻辑图。下面分析它的工作原理。

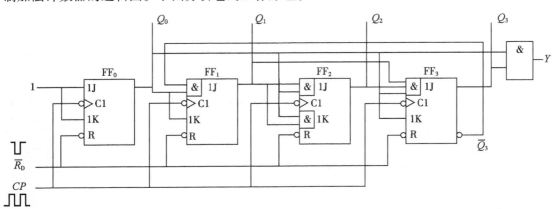

图 9-12　8421BCD 码同步十进制加法计数器

（1）写逻辑方程式

输出方程

$$Y = Q_3^n Q_0^n \tag{9-10}$$

驱动方程

$$\begin{cases} J_0 = 1, K_0 = 1 \\ J_1 = \overline{Q_3^n} Q_0^n, K_1 = Q_0^n \\ J_2 = Q_1^n Q_0^n, K_2 = Q_1^n Q_0^n \\ J_3 = Q_2^n Q_1^n Q_0^n, K_3 = Q_0^n \end{cases} \tag{9-11}$$

状态方程：将驱动方程代入 JK 触发器的特性方程 $Q^{n+1} = J\overline{Q^n} + \overline{K}Q^n$ 中，便得到计数器的状态方程，为

$$\begin{cases} Q_0^{n+1} = J_0 \overline{Q_0^n} + \overline{K_0} Q_0^n = \overline{Q_0^n} \\ Q_1^{n+1} = J_1 \overline{Q_1^n} + \overline{K_1} Q_1^n = \overline{Q_3^n} Q_0^n \overline{Q_1^n} + \overline{Q_0^n} Q_1^n \\ Q_2^{n+1} = J_2 \overline{Q_2^n} + \overline{K_2} Q_2^n = Q_1^n Q_0^n \overline{Q_2^n} + \overline{Q_1^n Q_0^n} Q_2^n \\ Q_3^{n+1} = J_3 \overline{Q_3^n} + \overline{K_3} Q_3^n = Q_2^n Q_1^n Q_0^n \overline{Q_3^n} + \overline{Q_0^n} Q_3^n \end{cases} \tag{9-12}$$

（2）列状态转换表：设计数器的现态为 $Q_3^n Q_2^n Q_1^n Q_0^n = 0000$，代入式（9-10）和式（9-12）中进行计算，便得输入第一个计数脉冲 CP 后计数器状态为 $Y = 0$，$Q_3^n Q_2^n Q_1^n Q_0^n = 0001$。再将 0001 作为新的现态代入上二式中进行计算，依次类推，可列出状态转换表如表9-2所示。

表9-2　同步十进制加法计数器的状态转换表

计数脉冲 CP 序号	现　　态				次　　态				输出
	Q_3^n	Q_2^n	Q_1^n	Q_0^n	Q_3^{n+1}	Q_2^{n+1}	Q_1^{n+1}	Q_0^{n+1}	Y
0	0	0	0	0	0	0	0	1	0
1	0	0	0	1	0	0	1	0	0
2	0	0	1	0	0	0	1	1	0
3	0	0	1	1	0	1	0	0	0
4	0	1	0	0	0	1	0	1	0
5	0	1	0	1	0	1	1	0	0
6	0	1	1	0	0	1	1	1	0
7	0	1	1	1	1	0	0	0	0
8	1	0	0	0	1	0	0	1	0
9	1	0	0	1	0	0	0	0	1

（3）逻辑功能：由表9-2可看出，图9-12所示电路在输入第十个计数脉冲后返回到初始的 0000 状态，同时，Y 向高位输出一个下降沿的进位信号。因此，图9-12所示电路为同步十进制加法计数器。工作波形如图9-13所示。

2. 集成同步十进制加法计数器　集成同步十进制计数器产品有 74160、74LS160、74162、74LS162 和 CC4518 等。现以比较典型的 74LS160 为例说明其功能。

图9-14（a）（b）为74LS160的管脚排列图和功能示意图，表9-3为其功能表

由表9-3可知74LS160具有如下功能：

1）异步清零功能：$\overline{R}_D$ 端与各个触发器的直接置0端相连，当 $\overline{R}_D = 0$ 时，无论 CP 为何种状态，计数器立即清零，即 $Q_3 Q_2 Q_1 Q_0 = 0000$。

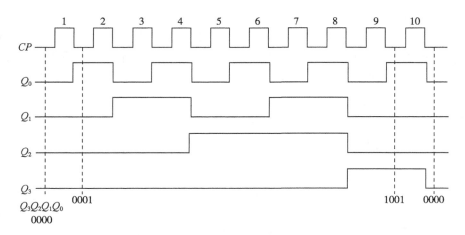

图 9-13 同步十进制加法计数器工作波形

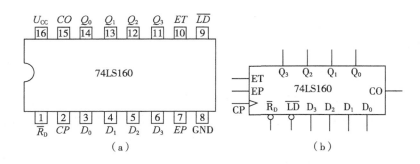

图 9-14 74LS160 的管脚排列图和功能示意图

（a）74LS160 的管脚排列图；（b）74LS160 的功能示意图

表 9-3 74LS160 的功能表

输　　入									输　　出					说明
$\overline{R_D}$	$\overline{LD}$	EP	ET	CP	D_3	D_2	D_1	D_0	Q_3	Q_2	Q_1	Q_0	CO	
0	×	×	×	×	×	×	×	×	0	0	0	0	0	异步清零
1	0	×	×	↑	d_3	d_2	d_1	d_0	d_3	d_2	d_1	d_0		$CO = ET \cdot Q_3 Q_0$
1	1	1	1	↑	×	×	×	×	计数					$CO = Q_3 Q_0$
1	1	0	×	×	×	×	×	×	保持					$CO = ET \cdot Q_3 Q_0$
1	1	×	0	×	×	×	×	×	保持				0	

2）同步置数功能：当 $\overline{R_D} = 1$、$\overline{LD} = 0$，即清零信号撤销、置数控制端为低电平时，在时钟脉冲 CP 上升沿的作用下，$D_3 \sim D_0$ 端并行输入的数据 $d_3 \sim d_0$ 被置入计数器中，$Q_3 Q_2 Q_1 Q_0 = d_3 d_2 d_1 d_0$。

3）同步计数功能：当 $\overline{R_D} = \overline{LD} = 1$、$EP \cdot ET = 1$，即清零、置数信号均撤销，工作状态控制端都为高电平时，在脉冲 CP 上升沿的作用下，电路按照 8421BCD 码进行同步加法计数。

4）保持功能：当 $\overline{R_D} = \overline{LD} = 1$，$EP$、$ET$ 至少有一个是低电平，即 $EP \cdot ET = 0$ 时，计数器保持原来的状态不变。在计数器执行保持功能时，若 $EP = 0$，$ET = 1$，则 $CO = ET \cdot Q_3 Q_0 =$

Q_3Q_0；若 $EP=1,ET=0$，则 $CO=ET\cdot Q_3Q_0=0$。

3. 计数器的级联　为了扩大计数器的计数容量(计数容量是指计数器累计输入脉冲的最大数目，又称为计数器的"模")可以将多个集成计数器级联起来。一般集成计数器都设有级联用的输入端和输出端，只要正确地将级联端进行连接，就可以获得大容量的计数器。下面通过实例加以说明。

【例 9-1】试用两片 74LS160 接成百进制计数器。

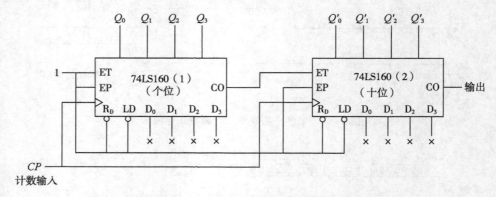

图 9-15　两片 74LS160 接成百进制计数器

解：如图 9-15 所示为由两片 74LS160 级联成的一百进制计数器。个位片 74LS160(1)在计到 9 以前，其进位输出 $CO=Q_3Q_0=0$，十位片 74LS160(2)的 $ET=0$，保持原状态不变。当个位片 74LS160(1)计到 9 时，其输出 $CO=1$，即十位片 74LS160(2)的 $ET=1$，这时，十位片 74LS160(2)才能接收 CP 端输入的计数脉冲。因此，输入第十个计数脉冲时，个位片回到 0 状态，同时十位片加 1。显然图 9-17 所示电路为一百进制计数器。

（刘太刚）

第十章

数模和模数转换器

一、学习目标

1. 掌握内容

（1）数模转换器和模数转换器的功能。

（2）集成 A/D 转换器的内部结构及外部引线的使用。

（3）集成 D/A 转换器的内部结构及外部引线的使用。

2. 熟悉内容

（1）熟悉典型数模转换器和模数转换器的基本工作原理。

（2）熟悉 A/D 转换器和 D/A 转换器的性能指标。

3. 了解内容

（1）了解数模转换器的应用领域及其种类。

（2）了解模数转换器的应用领域及其种类。

二、重要知识点

1. 将数字信号到模拟信号的转换称为数-模转换（digital to analog，简称 D/A），实现数模转换的电路称为数-模转换器（digital-analog converter，DAC），简称 D/A 转换器。

2. 权电阻网络型 D/A 转换器由参考电压、电子开关、权电阻网络及反向加法运算放大器四部分组成。输出模拟电压正比于输入数字量，实现了从数字信号到模拟信号的转换。

3. 倒 T 形电阻网络 D/A 转换器由参考电压、电子开关、R 和 2R 构成的倒 T 形电阻网络及反向加法运算放大器四部分组成。

4. 将模拟信号到数字信号的转换称为模-数转换（analog to digital，简称 A/D），实现模数转换的电路称为模-数转换器（analog-digital converter，ADC），简称 A/D 转换器。

5. 逐次渐近型 A/D 转换器又称逐次逼近型 A/D 转换器，它是一种直接型 A/D 转换器，是由逐次渐近型 A/D 转换器比较器、n 位 D/A 转换器、n 位寄存器、控制电路、输出电路和脉冲信号 CP 等组成。

6. 双积分型 A/D 转换器是间接型 A/D 转换器中最常用的一种。它与直接型 A/D 转换器相比具有精度高、抗干扰能力强等特点。

7. D/A 转换器、A/D 转换器的主要技术指标包括分辨率、转换误差、转换时间及线性度。

三、习题十解答

10-1　简述 D/A 转换器和 A/D 转换器的主要功能。

答:D/A 转换器(即数-模转换器)主要功能是实现将输入的数字信号转换成对应的模拟信号输出;A/D 转换器(即模-数转换器)主要功能是实现将输入的模拟信号转换成对应的数字信号输出。

10-2　一个 8 位权电阻网络型 D/A 转换器最少需要几个不同阻值的电阻;一个 8 位倒 T 形电阻网络型 D/A 转换器最少需要几个不同阻值的电阻。

答:权电阻网络型 D/A 转换器由权电阻网络、电子开关和反相加法运算放大器组成。其中,权电阻网络由阻值不同的电阻构成不同的权重系数,8 位权电阻网络型 D/A 转换器需要 8 个不同阻值的电阻,分别为 R、2R、4R、8R、16R、32R、64R、128R。

倒 T 形电阻网络型 D/A 转换器与权电阻网络型 D/A 转换器电路结构有所不同,8 位倒 T 形电阻网络型 D/A 转换器只需要 2 个不同阻值的电阻,即 R、2R,其中 R 的电阻需要 7 个,2R 的电阻需要 9 个。

10-3　有一个 8 位倒 T 形电阻网络 D/A 转换器,参考电压 $U_R = +8V$,反馈电阻 $R_F = R$,试求 $d_7 d_6 d_5 d_4 d_3 d_2 d_1 d_0 = 10001000$、$11111000$ 时的输出电压 u_0。

答:根据 n 位倒 T 形电阻网络 D/A 转换器输出模拟信号电压与输入数字量之间的关系表达式

$$u_0 = -\frac{u_R}{2^n}(d_{n-1}2^{n-1} + d_{n-2}2^{n-2} + \cdots\cdots + d_2 2^2 + d_1 2^1 + d_{n-1}2^{n-1} + d_0 2^0) = -\frac{u_R}{2^n}D_n$$

可得,8 位倒 T 形电阻网络 D/A 转换器的参考电压 $U_R = +8V$,当 $d_7 d_6 d_5 d_4 d_3 d_2 d_1 d_0 = 10001000$ 时:

输出电压

$$u_0 = -\frac{8}{2^8}(2^7 + 2^3) = -\frac{7}{4}V$$

当 $d_7 d_6 d_5 d_4 d_3 d_2 d_1 d_0 = 11111000$ 时,输出电压

$$u_0 = -\frac{8}{2^8}(2^7 + 2^6 + 2^5 + 2^4 + 2^3) = -\frac{31}{4}V$$

10-4　数字 X 线摄影(DR)是医院比较常见的医学成像技术,其图像密度分辨率可高达 1000 万像素,为满足 DR 医学信息采集的需要,试求 A/D 转换器的输出位数。

解:根据分辨率的计算公式分辨率 $= \frac{1}{2^n - 1}$

可得,要满足 DR 信息采集的需要,A/D 转换器的输出位数 n 应满足密度分辨能力低于或等于图像的密度差异。

$$\frac{1}{2^n - 1} \leqslant \frac{1}{1000 \times 10^4}$$

计算得 $n \approx 24$

即,A/D 转换器的输出位数为 24 位。

10-5　某 D/A 转换器要求 8 位二进制数完成 0 到 50V 范围的模拟信号输出,试求二进制最高位代表的电压值。

解:该 D/A 转换器的最小分辨电压为

$$50 \times \frac{1}{2^8 - 1} = \frac{50}{255} = \frac{10}{51} V$$

因此,二进制最高位代表的电压值为

$$\frac{10}{51} \times 2^7 \approx 25.1 V$$

四、知识拓展

1. 模拟数据(Analog Data)是通过传感器采集得到的连续变化的值,例如温度、压力、声音和图像。数字数据(Digital Data)则是模拟数据经采样量化后得到的离散的值,例如在计算机中用二进制代码表示的字符、图形及音频数据。目前,ASCⅡ美国信息交换标准码已为 ISO 国际标准化组织和 CCITT 国际电报电话咨询委员会所采纳,成为国际通用的信息交换标准码。代码使用 7 位二进制数来表示一个英文字母、数字、标点或控制符号;图形、音频与视频数据则可分别采用多种编码格式。

2. 在医学成像领域,国内医疗机构早期的大型影像设备(如 X 线机、CT、MRI 等)通常采用模拟信号输出,通过胶片机冲印获得医学影像胶片,这种冲印胶片已逐渐被干式打印机或激光胶片机取代。然而,干式打印机或激光胶片机采用的是数字处理技术,无法接收早期影像设备的模拟视频信号,这样就导致早期购买的影像设备无法连接干式打印机或激光胶片机,针对这种情况,影像设备模拟转数字工作站采集影像设备的模拟信号后直接转换为数字信号,经过专业的图像处理软件处理后输出给干式打印机或激光胶片机。

3. 在医学影像设备中,数字化 X 线摄影技术是在专用计算机控制下,直接读取感应介质记录到的 X 线影像信息,经计算机图像处理系统处理后以数字化图像方式显示和存储。其中,最常用的成像感应介质为 TFT 平板探测器,包括碘化铯/非晶硅(CsI/a-si)和非晶硒两种类型。

CsI/a-si 为间接式平板探测器结构,首先将 X 射线转换成可见光图像,再转换成电荷图像,在中央时序控制器的统一控制下,读取电路将电荷信号取出,转换为串行脉冲序列并量化为数字信号。

(杨德武)

参 考 文 献

1. 朱小芳. 影像电子学基础. 北京:人民卫生出版社,2009
2. 陈仲本. 医学电子学基础. 第 3 版. 北京:人民卫生出版社,2010
3. 秦曾煌. 电工学. 第 7 版. 北京:高等教育出版社,2009
4. 王鸿明. 电工与电子技术. 北京:高等教育出版社,2009
5. 吴麒铭. 电子电路基础. 北京:科学出版社,2009
6. 林红. 模拟电路基础. 北京:清华大学出版社,2007
7. 寇戈. 模拟电路与数字电路. 北京:电子工业出版社,2008
8. 焦素敏. 数字电子技术基础. 第 2 版. 北京:人民邮电出版社,2012
9. 李刚. 生物医学电子学. 北京:电子工业出版社,2008
10. 漆小平. 医用电子仪器. 北京:科学出版社,2013
11. 刘鸿莲. 医用电子学. 北京:人民卫生出版社,2004
12. 彭承琳. 生物医学传感器原理与应用. 第 2 版. 重庆:重庆大学出版社,2011